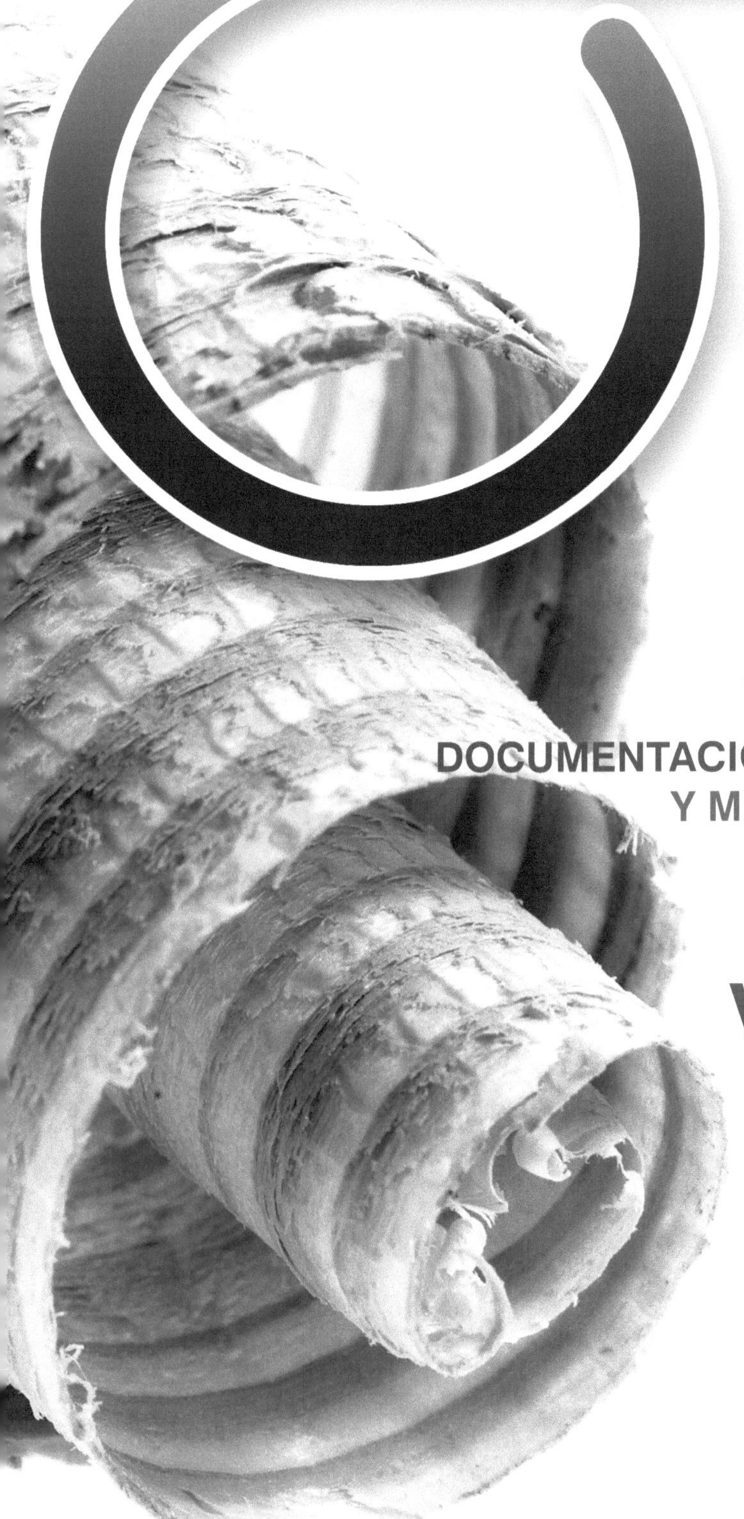

ORL revista

OTORRINOLARINGOLOGÍA

DOCUMENTACIÓN EN OTORRINOLARINGOLOGÍA Y METODOLOGÍA DE INVESTIGACIÓN

Vol. 10, n. 2, 2019

e-ISSN: 2444-7986

DOI: https://doi.org/10.14201/orl2019102

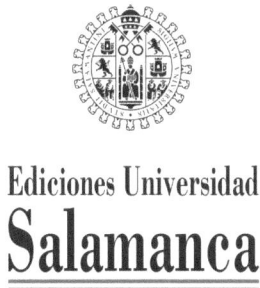

Ediciones Universidad
Salamanca

Revista ORL

e-ISSN: 2444-7986 – DOI: https://doi.org/10.14201/orl2019102
CDU: 616.2 –IBIC: Otorrinolaringología (nariz, garganta, oídos) [MJP] – BIC: Otorhinolaryngology [ENT]
– BISAC: Medical / Otorhinolaryngology [MED066000]

VOL. 10, N. 2, 2019

EDICIONES UNIVERSIDAD DE SALAMANCA

EQUIPO DE REDACCIÓN

Revista ORL

e-ISSN: 2444-7986 – DOI: https://doi.org/10.14201/orl2019102

CDU: 616.2 –IBIC: Otorrinolaringología (nariz, garganta, oídos) [MJP] – BIC: Otorhinolaryngology [ENT]
– BISAC: Medical / Otorhinolaryngology [MED066000]

VOL. 10, N. 2, 2019

EDICIONES UNIVERSIDAD DE SALAMANCA

ÍNDICE

Revista ORL

e-ISSN: 2444-7986 – DOI: https://doi.org/10.14201/orl2019102

CDU: 616.2 –IBIC: Otorrinolaringología (nariz, garganta, oídos) [MJP] – BIC: Otorhinolaryngology [ENT]
– BISAC: Medical / Otorhinolaryngology [MED066000]

VOL. 10, N. 2, 2019

EDICIONES UNIVERSIDAD DE SALAMANCA

TABLE OF CONTENTS

eISSN 2444-7986
DOI: https://doi.org/10.14201/orl.20572

EDITORIAL

LA VIDA DEL ARTÍCULO COMIENZA CON SU PUBLICACIÓN

The life of the paper begins with its publication

José Luis PARDAL-REFOYO

Director de Revista ORL. Ediciones Universidad de Salamanca. Hospital Universitario de Salamanca. Servicio de Otorrinolaringología y Cirugía de Cabeza y Cuello. Salamanca. España

Correspondencia: jlpardal@usal.es

Fecha de recepción:
Fecha de aceptación:
Fecha de publicación: 28 de abril de 2019
Fecha de publicación del fascículo: 1 de junio de 2019

Si hay calificativos que definan la situación actual del modelo de la información sobrevenida con los sistemas masivos de comunicación son la volatilidad y la obsolescencia, no solamente porque los contenidos desaparecen de la mente de los lectores con la misma rapidez con la que nacen sino porque los contenidos y las formas quedan anticuadas tan pronto se hacen públicos.

Luchar contra ambos es uno de los objetivos de la publicidad: mantener el producto vivo en la mente de los clientes.

Estos principios son aplicables al artículo científico. Durante años el objetivo final del científico era publicar su artículo y el propio soporte de la publicación (la revista) y sus redes de distribución eran garantía de permanencia. Esto hoy, en parte, ya no es así. El aumento de la producción científica y de los canales de difusión hacen que fácilmente un artículo pase al olvido tan pronto nace en la revista, incluso en publicaciones con mayor índice de impacto –tema sobre el que se debate mucho y hay mucho que aclarar–. Las revistas tienen sus cauces para conseguir la visibilidad de sus contenidos a través de bases de datos y redes informativas.

Los lectores e investigadores buscan y localizan la información que desean a través de esas base de datos, sin embargo, el artículo adquiere valor añadido si está presente en la mente del grupo diana (investigadores, publicistas, lectores) independientemente del soporte o título de la publicación en la que nace. Dicho de otra forma, los autores tienen una gran responsabilidad en la difusión de sus productos a través de las redes de comunicación e información.

Hace años la difusión de la información se realizaba a través de la revista que en papel llegaba a los lectores bien físicamente o a las bibliotecas y a través de los autores en congresos o conferencias. Así la información se transmitía preferentemente a grupos de investigadores con similares intereses. Posteriormente las listas de difusión por correo electrónico revolucionaron la forma en que los investigadores transmitían sus artículos.

Actualmente a estos medios de difusión, que podemos considerar clásicos, se unen las redes sociales. Por una parte, las redes sociales generales (horizontales como Facebook, Twitter, Instagram, Google+, etc.) o las verticales según el grupo de interés, como las redes profesionales (ResearchGate, Linkedin, Mendeley, Academia.edu, ScienceBook, Scholabrate, etc.). Además de los registros de los perfiles de investigadores que se comportan como una red social (ORCID, ResearchID, ScopusID, Currículum Vitae Normalizado CVN).

Parece que en este mundo de información volátil y obsolescente es importante la actividad del autor como difusor de su actividad científica que conducirá a una mayor visibilidad y, ocasionalmente, puede que a mayor número de citaciones. Aludiendo a uno de nuestros mejores divulgadores científicos: *La participación activa en Twitter es un poderoso medio para promocionar y difundir la producción académica* (Francis Villatoro, 2019).

Por tanto, recomendamos a los autores a promocionar sus artículos, que nacen en una revista científica, a través de las redes sociales generales y científicas para una mayor visibilidad de su producción científica.

REFERENCIAS

Ferreras Fernández T, Merlo Vega JA. Repositorios de acceso abierto: un nuevo modelo de comunicación científica. La Revista de la Sociedad ORL CLCR en el repositorio Gredos. Rev Soc Otorrinolaringol Castilla Leon Cantab La Rioja. 2015 May. 6 (12): 94-113. http://hdl.handle.net/10366/125467

Ferreras-Fernández T. Revista ORL en el Ecosistema de la Ciencia Abierta. Revista ORL [Internet]. 1 Jun 2018 [citado 28 Abr 2019]; 9(6): 1.7. Disponible en: http://revistas.usal.es/index.php/2444-7986/article/view/18330

Ferreras-Fernández T. Revista ORL en el Ecosistema de la Ciencia Abierta. Revista ORL [Internet]. 1 Dic 2018 [citado 28 Abr 2019]; 9(4): 273-282. Disponible en: http://revistas.usal.es/index.php/2444-7986/article/view/18874

Martín-Rodero H. ORCID: sistema de identificación unívoca de autores. Revista ORL [Internet]. 3 Mar 2016 [citado 28 Abr 2019]; 7(2): 73-75. Disponible en: http://revistas.usal.es/index.php/2444-7986/article/view/13998

Martín-Rodero H. Revistas de Otorrinolaringología (ORL): impacto y visibilidad. Revista ORL [Internet]. 22 Jul 2016 [citado 28 Abr 2019]; 7(3): 133-136. Disponible en: http://revistas.usal.es/index.php/2444-7986/article/view/14912

Muñoz-Martín B. Descriptores y palabras clave. Revista ORL, 7 (2016). http://hdl.handle.net/10366/130606

Muñoz-Martín B. Incrementa el impacto de tus artículos y blogs: de la invisibilidad a la visibilidad. Rev Soc Otorrinolaringol Castilla Leon Cantab La Rioja. 2015 Nov. 6 (Supl. 4): S6-S32. http://hdl.handle.net/10366/126907

Pardal-Refoyo JL, Azofra Agustín E, Ferreras Fernández T, Martín Rodero H, Redero Hernández Á. Nuevas vías de publicación para revistas biomédicas. El proyecto de Revista ORL de Ediciones Universidad de Salamanca. http://hdl.handle.net/10366/138568. En Merlo Vega, J. A. (Ed.). (2018). Ecosistemas del Acceso Abierto. Salamanca: Ediciones Universidad de Salamanca. Aquilafuente;228. http://hdl.handle.net/10366/138566

Revista ORL en Amazon. Impresión bajo demanda

Revista ORL. @RevistaORL en https://twitter.com/RevistaORL

Revista ORL. @revistaorl en https://www.facebook.com/revistaorl/

Revista ORL. www.revistaorl.com

Social Media en Investigación. https://socialmediaeninvestigacion.com/

Villatoro, FR. La influencia de Twitter sobre el impacto de tus artículos científicos. En: La ciencia de la Mula Francis. El blog de Francisco R Villatoro. Entrada de 22 abril, 2019. https://francis.naukas.com/2019/04/22/la-influencia-de-twitter-sobre-el-impacto-de-tus-articulos-cientificos/?platform=hootsuite

eISSN 2444-7986

DOI: https://doi.org/10.14201/orl.19038

ARTÍCULO ORIGINAL

VALORACIÓN DE LA SATISFACCIÓN DE LOS PACIENTES INGRESADOS EN OTORRINOLARINGOLOGÍA MEDIANTE LA ESCALA SERVQHOS

Valuation of the satisfaction of patients admitted to the Otorhinolaryngology using the SERVQHOS questionnaire

Estela PISÓN-CÁRCAMO; Pedro DÍAZ DE CERIO-CANDUELA

Servicio de Otorrinolaringología. Hospital San Pedro. Logroño. España

Correspondencia: pdiazcerio@gmail.com

Fecha de recepción: 7 de septiembre de 2018
Fecha de aceptación: 2 de octubre de 2018
Fecha de publicación: 5 de octubre de 2018
Fecha de publicación del fascículo: 1 de junio de 2019

RESUMEN: Objetivo: Evaluar la satisfacción de los pacientes, como medida de la calidad asistencial. Material y métodos: Estudio realizado desde febrero hasta julio del 2017. A todos los pacientes hospitalizados (187) se entregó al alta, un cuestionario anónimo y voluntario, basado en el modelo SERVQHOS, modificado y adaptado a dicho servicio. Resultados: Se recogieron 119 encuestas. La satisfacción media global (SERVQHOS): 4,2 con desviación estándar (DE): ±0,67. Los aspectos mejor valorados: el trato personalizado y la amabilidad del personal. Los aspectos peor valorados: las indicaciones y la facilidad para llegar al hospital, siendo los únicos aspectos que no evidenciaron tener relación con la satisfacción global (Correlación de Pearson, valor de p>0,05). El 95,8% se mostraron muy satisfechos o satisfechos con los cuidados recibidos y el 98,3% recomendaría el hospital. En relación con las variables sociodemográficas estudiadas, se encontró significación estadística en la variable edad con el nivel de satisfacción global (Chi-2, valor de p=0,021). De forma general, las personas más satisfechas fueron aquellas con una edad comprendida entre los 46-77 años, sexo masculino, casados, sin ocupación laboral y con nivel de estudios superiores. Por último, se encontró significación estadística en las variables sexo y estado civil con algunos de los aspectos asistenciales valorados con los 19 ítems. Conclusiones: La mayoría de los pacientes se mostraron satisfechos en todas las dimensiones exploradas y casi la totalidad recomendarían este hospital, evidenciando que la satisfacción está muy ligada a las cualidades y competencias del personal en su relación con el paciente.

PALABRAS CLAVE: satisfacción del paciente; encuesta; calidad asistencial; otorrinolaringología

SUMMARY: Objective: To evaluate the satisfaction of patients, as a measure of the quality of care. Material and methods: Study carried out from February to August 2017. All the hospitalized patients (187) were given at the time of discharge an anonymous and voluntary questionnaire, based on the SERVQHOS model, modified and adapted to that Department. Results: A total of 119 questionnaires were collected. The overall average satisfaction (SERVQHOS): 4.2 with standard deviation (SD): ± 0.67. The most valued aspects: the personalized treatment and the friendliness of the staff. The least valued aspects: the indications and the ease of getting to the hospital, being the only aspects that did not show any relationship with the level of global satisfaction (Pearson correlation, value of p> 0, 05). The large majority (95.8%) were very satisfied or satisfied with the health care received and 98.3% would recommend the hospital. In relation to the sociodemographic variables studied, statistical significance was found in the age variable regarding the level of overall satisfaction (Chi-2, p = 0.021). In general, the most satisfied people were those between the ages of 46-77, male, married, with no occupation and with a higher education level. Finally, statistical significance was found in the demographic variables sex and marital status with respect to some of the aspects of care assessed with the 19 items. Conclusion: Most patients were satisfied in all the dimensions explored and the vast majority would recommend this hospital, showing that satisfaction is closely linked to the qualities and skills of staff in their relationship with the patient.

KEYWORDS; patient satisfaction; survey; quality of care; otorhinolaryngology.

INTRODUCCIÓN

La satisfacción del paciente ha adquirido una gran importancia y su valor va en aumento en todas las organizaciones, siendo en la actualidad una pieza angular de la calidad asistencial [1]. En los servicios sanitarios, se hace necesaria una mejora continua de la calidad para lo que es importante conocer la visión de sus pacientes [2]. De esta forma el ciudadano se convierte en el motor del sistema sanitario. Las necesidades del paciente son el eje sobre el que se deben articular las prestaciones asistenciales y construir la base de la organización de los servicios y de los propios hospitales [3].

El Modelo EFQM de Excelencia (Fundación Europea para la Gestión de Calidad) [4] recoge en su criterio de resultados, la recomendación de evaluar sistemáticamente la percepción que tienen los usuarios de las organizaciones y establecer medidas internas para predecir y mejorar la calidad de los servicios [5].

En este contexto, el III Plan de Salud de La Rioja, comunidad autónoma donde se realiza el estudio, recoge entre sus objetivos optimizar resultados de salud mediante una práctica asistencial centrada en las necesidades reales del paciente, promoviendo la realización de encuestas de satisfacción y estableciendo planes de mejora a partir de las mismas [6].

Existen diferentes modelos de evaluación de la calidad percibida basados en encuestas, las cuales constituyen la herramienta más sencilla para conocer cómo evalúan los pacientes el servicio recibido y establecer una retroalimentación informativa hacia los profesionales a fin de que puedan modificar todos aquellos aspectos deficientemente percibidos y evaluar los resultados del cuidado [7].

En este estudio se utilizó el modelo de encuesta de calidad de la asistencia sanitaria SERVQHOS [8], que es una adaptación al ámbito hospitalario en España de la encuesta SERVQHAL [9], diseñada por Parasuraman, Zeithaml y Berri (1985), y reconocida como un instrumento sólido para detectar la calidad percibida en empresas de servicios [10]. Su composición valora, por un lado, las expectativas sobre el servicio ideal y, por otro, las percepciones de los usuarios del servicio que han recibido se basan por tanto en el paradigma de la desconfirmación [11-13].

MATERIAL Y MÉTODO

Se trata de un estudio transversal basado en una encuesta de satisfacción realizada a los pacientes ingresados en el Servicio de Otorrinolaringología y Cirugía de Cabeza y Cuello, del Hospital San Pedro de La Rioja, desde el 17/02/2017 al 31/07/2017, que permitió conocer los aspectos del proceso asistencial que contribuyen a la satisfacción e insatisfacción del paciente, analizar la asociación entre el nivel de satisfacción y las características sociodemográficas de los pacientes, y determinar el peso específico de cada uno de los ítems de la encuesta con respecto a la satisfacción global.

CRITERIOS DE SELECCIÓN. Se incluyeron en el estudio aquellos pacientes mayores o iguales de 14 años, que aceptaron participar de manera anónima y voluntaria.

INSTRUMENTO DE MEDIDA. Se elaboró una encuesta de medición de satisfacción basada en el modelo SERVQHOS [9], modificada y adaptada a los pacientes ingresados en dicho servicio. Se configuró en un único folio por ambas caras. Previamente se enunciaban las instrucciones correspondientes a cada apartado, para su correcta cumplimentación.

El anverso constaba de:
- Una introducción indicando el objetivo del estudio, donde se especificaba que la participación era voluntaria y anónima, garantizando la confidencialidad de los datos.
- Un primer bloque relativo a la asistencia sanitaria, basado en la escala de satisfacción SERVQHOS [9], validada en España en el

ámbito hospitalario. Se aplicó la escala original, con dos modificaciones. Se eliminó el ítem «puntualidad en la consulta», puesto que no procede en una planta de hospitalización. Y se añadió el ítem «el interés del personal médico por los pacientes ha sido», porque en la escala original sólo se incluye «el interés del personal de enfermería por los pacientes ha sido», siendo ambos profesionales los responsables de la atención y de la calidad asistencial. Quedando configurada con 19 ítems puntuados en una escala Likert del 1 («la asistencia recibida ha sido mucho peor de lo que esperaba») al 5 («la asistencia sanitaria ha sido mucho mejor de lo esperado»). De esta manera las puntuaciones más altas hacían referencia a aspectos que los pacientes valoraban positivamente y que resultaron ser mejor de lo que esperaban.
- Un segundo bloque con criterios adicionales de referencia que complementaban el apartado anterior, compuesto por seis preguntas independientes con dos alternativas de respuesta («si/no»), y una última cuestión directa sobre la satisfacción global con cuatro alternativas de respuesta («nada satisfecho, poco satisfecho, satisfecho, muy satisfecho»).

El reverso constaba de:
- Un primer bloque donde se solicitaba información demográfica («edad, sexo, estado civil, situación actual y estudios concluidos»).
- Un segundo bloque con un espacio libre para que el usuario expresase sus opiniones de mejora.
- Para finalizar, se incluyó una frase de agradecimiento a la participación prestada.

PROCESO DE RECOGIDA DE INFORMACIÓN. El personal de enfermería de la unidad se encargó de entregar los cuestionarios, solicitando a los pacientes su participación en el estudio. Se determinó que la entrega de las encuestas se haría de forma consecutiva a todo paciente dado de alta, durante el periodo de estudio. Tras cumplimentar los cuestionarios de manera anónima y voluntaria, los pacientes los depositaban posteriormente en el buzón ubicado en el control de enfermería del servicio.

ANÁLISIS ESTADÍSTICO. El análisis estadístico se realizó con el programa estadístico SPSS 24. Los datos cuantitativos se presentan como medias con la desviación típica. Los datos cualitativos en forma de proporciones. A lo largo de todo el estudio se consideró significación estadística los valores de p < 0,05 e intervalos de confianza al 95%.

RESULTADOS

De 187 pacientes ingresados sólo 119 respondieron la encuesta para una participación del 63.6%.

La distribución de la muestra según variables sociodemográficas se presenta en la Tabla 1. Siendo el factor edad muy amplio, se decidió trabajar por agrupamientos. De los 119 encuestados 69 eran hombres y 48 mujeres, con una edad media de 51,23 ±18 años. La mayor parte estaban casados 60,5%. El 41,2% se encontraban en activo y el 33,6% eran jubilados. El 2,5% no tenían ningún estudio y el resto refirió haber completado algún tipo de estudios.

El análisis de las medias de las variables evaluadas en la primera parte del cuestionario evidenció que la mayoría de los pacientes se encontraron satisfechos en todas las dimensiones exploradas con una puntuación superior a 3,5 (en una escala del 1 al 5, donde 1 es «mucho peor de lo que esperaba» y 5 «mucho mejor de lo que esperaba»), por lo que todos los ítems se valoraron según las expectativas o por encima de éstas. Los aspectos con los que los pacientes se mostraron más satisfechos fueron «el trato personalizado recibido» (4,53 ±0,701) y «la amabilidad del personal en su trato con la gente» (4,51 ± 0,687), consiguiendo ambas una puntuación por encima de 4,5, que corresponde a las categorías «mejor de lo que se esperaba». Los aspectos peor valorados fueron «la facilidad para llegar al hospital» (3,79 ± 0,972) y «las indicaciones para llegar al

servicio de otorrinolaringología» (3,98 ± 0,924). La puntuación media de los 19 ítems sobre la calidad asistencial percibida fue de 4,2 ± 0,67 (Tabla 2).

Tabla 1. Características sociodemográficas de los pacientes que respondieron a la encuesta.

Características Sociodemográficas	Número (n)	Porcentaje (%)	No contestan
Edad recodificada			
14-29 años	17	14,3	
30-45 años	22	18,5	
46-60 años	37	31,1	4
61-77 años	34	28,6	
78-89 años	5	4,2	
Edad media (años) 51,23 ±18			
Sexo			
Hombre	69	58	2
Mujer	48	40,3	
Estado civil			
Soltero	29	24,4	
Casado	72	60,5	3
Viudo	5	4,2	
Separado	10	8,4	
Situación laboral actual			
Jubilado	40	33,6	
En desempleo	9	7,6	
Trabajando	49	41,2	4
Ama/o de casa	7	5,9	
Estudiante	10	8,4	
Estudios concluidos			
Sin estudios	3	2,5	
Primarios	52	43,7	5
Bachiller	31	26,1	
Universitarios	28	23,5	

Posteriormente, teniendo en cuenta el tamaño de la muestra (119 sujetos) y que algunas opciones de respuesta recogen menos del 5% de la información, para evitar sesgos de respuestas extremas y errores en las estimaciones de las predicciones, se procedió a recodificar las alternativas de respuesta, en una escala del 1 al 3 (donde 1 incluye «mucho peor y peor de lo esperado», 2 se corresponde con «lo esperado» y 3 con «mejor y mucho mejor de

Tabla 2. Calidad de la asistencia sanitaria percibida en los 19 ítems del primer bloque de la encuesta.

	Mucho peor de lo esperado n (%) 1	Peor de lo esperado n (%) 2	Lo esperado n (%) 3	Mejor de lo esperado n (%) 4	Mucho mejor de lo esperado n (%) 5	No contesta n (%)	Media (D.típica)
La facilidad para llegar al hospital	3 (2,5%)	2 (1,7%)	46 (38,7%)	32 (26,9%)	34 (28,6%)	2	3,79 (0,972)
Las indicaciones para llegar al Servicio de Otorrinolaringología	1 (0,8%)	2 (1,7%)	39 (32,8%)	32 (26,9%)	44 (37%)	1	3,98 (0,924)
El estado de las habitaciones	1 (0,8%)	2 (1,7%)	35 (29,4%)	35 (29,4%)	46 (38,7%)	0	4,03 (0,911)
La tecnología de los equipos médicos utilizados	2 (1,7%)	0	22 (18,5%)	40 (33,6%)	55 (46,2%)	0	4,13 (0,849)
La apariencia del personal sanitario	1 (0,8%)	0	13 (10,9%)	37 (31,1%)	68 (57,1%)	0	4,26 (0,807)
La preparación del personal para realizar su trabajo	1 (0,8%)	0	21 (17,6%)	42 (35,3%)	55 (46,2%)	0	4,31 (0,821)
El tiempo de espera para ser atendido por el personal sanitario	3 (2,5%)	4 (3,4%)	21 (17,6%)	38 (31,9%)	53 (44,5%)	0	4,13 (0,988)
La información que los médicos proporcionan al paciente	2 (1,7%)	0	22 (18,5%)	40 (33,6%)	55 (46,2%)	0	4,23 (0,868)
La información que los médicos proporcionan a familiares	2 (1,7%)	2 (1,7%)	27 (22,7%)	36 (30,3%)	52 (43,7%)	0	4,13 (0,935)
La disposición del personal para ayudarle cuando lo necesite	1 (0,8%)	0	13 (10,9%)	37 (31,1%)	68 (57,1%)	0	4,44 (0,755)
La rapidez con que consigue lo que necesita o pide	0	2 (1,7%)	14 (11,8%)	41 (34,5%)	62 (52,1%)	0	4,37 (0,758)
La capacidad del personal para comprender sus necesidades	0	0	19 (16%)	36 (30,3%)	64 (53,8%)	0	4,38 (0,748)
El interés del personal por solucionar sus problemas	0	0	21 (17,6%)	31 (26,1%)	66 (55,5%)	1	4,38 (0,773)
El interés del personal por cumplir lo que promete	0	0	26 (21,8%)	31 (26,1%)	61 (51,3%)	1	4,30 (0,8099
El interés del personal médico por el paciente	0	0	19 (16%)	29 (24,4%)	70 (58,8%)	1	4,43 (0,756)
El interés del personal de enfermería por el paciente	0	0	16 (13,4%)	33 (27,7%)	70 (58,8%)	0	4,45 (0,722)
La amabilidad del personal en su trato con la gente	0	0	13 (10,9%)	32 (26,9%)	74 (62,2%)	0	4,51 (0,687)
La confianza que el personal le ha transmitido	0	0	16 (13,4%)	34 (28,6%)	68 (57,1%)	1	4,44 (0,723)
El trato personalizado que ha recibido	0	0	14 (11,8%)	28 (23,5%)	76 (63,9%)	1	4,53 (0,701)

lo esperado»). Tras la recodificación, el ítem más valorado fue «la amabilidad del personal en su trato con la gente» (2,89 ± 0,313) y el segundo «el trato personalizado recibido» (2,88 ± 0,325).

Analizando las preguntas dicotómicas del segundo bloque (Figura 1), el 60,5% conocían el nombre del médico que les atendía, sin embargo, sólo un 27,7% de los encuestados conocían el nombre de la enfermera que les atendía. Por otra parte, casi la mayor parte de la muestra, el 97,5% contestaron que no le realizaron en el hospital ninguna prueba sin su consentimiento, el 92,4% afirmaron que si recibieron suficiente información sobre su enfermedad y el 95% opinaron haber estado ingresado el tiempo necesario. Por último, el 98,3% recomendarían este hospital a otras personas, mientras que el 1,7% restantes no contestaron a este apartado.

En relación con la segunda parte del cuestionario a la pregunta realizada sobre el nivel de satisfacción global, un 76,5% estaban muy satisfechos, un 19,3% estaban satisfechos y 4,2% estaban poco satisfechos. Nadie estuvo nada satisfecho.

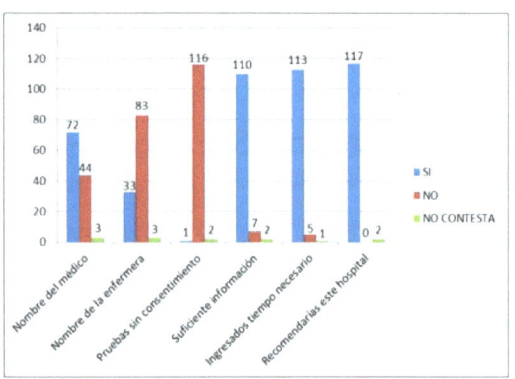

Figura 1. Respuesta a las preguntas dicotómicas incluidas en el segundo bloque de la encuesta.

El análisis de la correlación entre las variables del primer bloque del cuestionario (19 ítem) con la satisfacción global, demostró que todos estaban relacionados con la satisfacción (p<0,05), excepto 2 de los ítems: «la facilidad para llegar al hospital» (valor de p>0,05) y «las indicaciones para llegar al servicio de otorrinolaringología» (valor de p > 0,05), (Tabla 3).

En relación a las variables sociodemográficas de los pacientes, sólo se encontró significación estadística en la variable edad al estudiar su influencia con la satisfacción global percibida (Chi-2 <0,05). Se realizó un segundo análisis tras agrupar no sólo la edad, sino también el resto de las variables sociodemográficas. No hubo diferencias. (Tabla 4). Se observó que las personas que se encontraron más satisfechas fueron aquellas con una edad comprendida entre los 46-77 años, sexo masculino, casados, sin ocupación laboral y con estudios superiores.

Por último, se procedió a valorar las variables sociodemográficas de los pacientes relacionadas con cada aspecto asistencial del primer bloque (19 ítems), ambas recodificadas, para agrupar los datos y alternativas de respuestas. (Tabla 5). Se encontró significación estadística en la variable demográfica sexo con respecto a 3 ítems «la capacidad del personal para comprender sus necesidades» (Chi-2 de 0,022), «la amabilidad del personal con el trato con la gente» (Chi-2 de 0,046), y el ítem «el trato personalizado que ha recibido» (Chi-2 de 0,033), donde las mujeres puntuaron estos ítems mejor que los hombres. En cuanto a la variable estado civil, se observaron diferencias significativas con respecto al ítem «el tiempo de espera para ser atendido por el personal sanitario « (Chi-2 de 0,046), donde el 93,6% de los casados puntuaron mejor este ítem. El resto de las variables sociodemográficas recodificadas no explican de manera significativa el comportamiento del resto de los 19 ítems recodificados.

Tabla 3. Variables del primer apartado de la encuesta SERVQHOS (19 ítems) que se correlacionan significativamente con el nivel de satisfacción global de los cuidados recibidos durante la estancia de los pacientes en el hospital.

Variables	Correlación de Pearson	p
La facilidad para llegar al hospital	0,180	0,180
Las indicaciones para llegar al Servicio de Otorrinolaringología	0,117	0,104
El estado de las habitaciones	0,210	0,011
La tecnología de los equipos médicos utilizados	0,264	0,002
La apariencia del personal sanitario	0,266	0,002
La preparación del personal para realizar su trabajo	0,236	0,005
El tiempo de espera para ser atendido por el personal sanitario	0,307	0,000
La información que los médicos proporcionan al paciente	0,173	0,030
La información que los médicos proporcionan a familiares	0,257	0,002
La disposición del personal para ayudarle cuando lo necesite	0,302	0,000
La rapidez con que consigue lo que necesita o pide	0,338	0,000
La capacidad del personal para comprender sus necesidades	0,349	0,000
El interés del personal por solucionar sus problemas	0,280	0,001
El interés del personal por cumplir lo que promete	0,292	0,001
El interés del personal médico por el paciente	0,295	0,001
El interés del personal de enfermería por el paciente	0,328	0,000
La amabilidad del personal en su trato con la gente	0,251	0,003
La confianza que el personal le ha transmitido	0,342	0,000
El trato personalizado que ha recibido	0,212	0,011

Tabla 4. Análisis de la influencia de los datos sociodemográficos recodificados con la satisfacción global del paciente.

	Poco satisfecho n(%)	Satisfecho N(%)	Muy satisfecho n(%)	Test Chi-2(p)
Edad recodificada				
14-29 años	2 (11,8%)	8 (47,1%)	7 (41,2%)	
30-45 años	0 (0%)	5 (22,7%)	17 (77,3%)	
46-60 años	1 (2,7%)	4 (10,8%)	32 (86,5%)	0,021
61-77 años	2 (5,9%)	3 (8,8%)	29 (85,3%)	
78-88 años	0 (%)	1 (20%)	4 (80%)	
Sexo				
Hombre	4 (5,8%)	11(15,9%)	54 (78,3%)	0,431
Mujer	1 (2,1%)	11(22,9%)	36 (75%)	
Estado civil				
No casados (solteros, viudos, separados)	3 (6,8%)	9 (20,5%)	32 (72,7%)	0,531
Casados	2 (2,8%)	13 (18,1%)	57 (79,2%)	
Situación laboral actual				
Trabajando (trabajando, amo/a de casa)	1 (1,8%)	12 (21,4%)	43 (76,8%)	0,324
Sin trabajar (en desempleo, estudiante)	4 (6,8%)	9 (15%)	46 (78%)	
Estudios concluidos				
Hasta primarios (sin estudios, primarios)	3 (5,5%)	9 (16,4%)	43 (78,2%)	0,766
Superiores (bachiller, universitarios)	2 (3,4%)	12 (20,3%)	45 (76,3%)	

Tabla 5. Análisis de la influencia de los 19 ítems recodificados con las variables demográficas recodificadas (test Chi-2).

Ítems recodificados (Alternativas de respuesta en escala del 1 a 3)	Edad	Estado civil	Laboral	Estudios	Sexo
La facilidad para llegar al hospital	0,752	0,673	0,281	0,719	0,531
Las indicaciones para llegar al Servicio de Otorrinolaringología	0,822	0,956	0,598	0,064	0,957
El estado de las habitaciones	0,322	0,969	0,197	0,227	0,932
La tecnología de los equipos médicos utilizados	0,506	0,935	0,342	0,93	0,542
La apariencia del personal sanitario	0,730	0,644	0,558	0,582	0,665
La preparación del personal para realizar su trabajo	0,828	0,933	0,553	0,386	0,454
El tiempo de espera para ser atendido por el personal sanitario	0,553	0,046	0,760	0,948	0,215
La información que los médicos proporcionan al paciente	0,635	0,462	0,822	0,661	0,339
La información que los médicos proporcionan a familiares	0,456	0,773	0,514	0,975	0,354
La disposición del personal para ayudarle cuando lo necesite	0,943	0,617	0,583	0,613	0,256
La rapidez con que consigue lo que necesita o pide	0,329	0,926	0,307	0,315	0,74
La capacidad del personal para comprender sus necesidades	0,727	0,135	0,704	0,871	0,022
El interés del personal por solucionar sus problemas	0,486	0,671	0,879	0,640	0,71
El interés del personal por cumplir lo que promete	0,371	0,981	0,730	0,548	0,89
El interés del personal médico por el paciente	0,919	0,957	0,276	0,901	0,385
El interés del personal de enfermería por el paciente	0,974	0,969	0,334	0,880	0,161
La amabilidad del personal en su trato con la gente	0,948	0,572	0,846	0,873	0,046
La confianza que el personal le ha transmitido	0,769	0,946	0,880	0,727	0,056
El trato personalizado que ha recibido	0,912	0,426	0,888	0,642	0,033

DISCUSIÓN

El nivel de colaboración en la cumplimentación de la encuesta SERVQHOS fue del 63,6%. Se desconocen los motivos por los que el 36,4% de pacientes no rellenaron la encuesta, pudiendo deberse entre otras causas, o bien que no quisieron participar o bien que no se les entregó la encuesta al alta solicitando su colaboración. En los estudios de ámbito general el índice de participación está alrededor del 30% y en los centrados en una población específica, como el nuestro, se obtienen porcentajes más elevados cercanos al 60% [7,14,17,18]. Además, en general, en aquellos estudios donde la encuesta se entregó inmediatamente tras el alta hospitalaria como en este caso, presentan tasas de participación más altas [8,14], que con otras formas de recogida como el envío por correo o el uso de buzones, que se asocian a participaciones más bajas (entre el 20 y el 30%) [16,19].

Los resultados obtenidos evidencian que los pacientes valoraron muy positivamente su paso por el servicio de otorrino. El 95,8% estuvieron muy satisfechos o satisfechos con los cuidados sanitarios recibidos. Estos resultados son similares a estudios previos, donde se observa que la percepción que tienen los pacientes sobre los cuidados hospitalarios es buena [8,14,15]. Sin embargo, en nuestro estudio, no hubo ningún paciente insatisfecho, cuando en otros centros este dato suele oscilar del 0,2 al 3% [7,19].

En cuanto a la valoración de los 19 ítems sobre los diferentes aspectos de la asistencia sanitaria, primero se analizaron con 5 alternativas de respuesta y posteriormente agrupados con 3 alternativas de respuesta, para evitar errores en las estimaciones de las predicciones, sin observarse diferencias estadísticamente significativas entre ambos análisis. Las puntuaciones de los 19 ítems fueron altas, evidenciando que la mayoría de los pacientes se encontraron satisfechos en todas las dimensiones exploradas. Estos resultados coinciden o son un poco superiores a algunos de los estudios revisados [8,14].

Los aspectos de la asistencia sanitaria mejor puntuados, al igual que otros trabajos realizados, corresponden a «la amabilidad del personal en su trato con la gente» y «al trato personalizado recibido» [8,14,15,20] (calidad subjetiva). Por el contrario, los aspectos peor puntuados fueron «la facilidad para llegar al hospital» y «las indicaciones para llegar al servicio de otorrinolaringología» (calidad objetiva). Por lo tanto, en general, el paciente se encuentra satisfecho con la atención que recibe, pero encuentra carencias en aspectos estructurales y de accesibilidad al hospital [7,17].

Por otra parte, se evidenció que todos los aspectos estudiados estaban relacionados con la satisfacción global, excepto: «la facilidad para llegar al hospital» y «las indicaciones para llegar al servicio de otorrinolaringología», excepciones que no coinciden con otros estudios [7]. Se observó que las variables más predictoras de la satisfacción fueron «el tiempo de espera para ser atendido por el personal sanitario», «la disposición del personal para ayudarle cuando lo necesite», «la rapidez con que consigue lo que necesita», «la capacidad del personal para comprender sus necesidades» y «la confianza que el personal le ha trasmitido». La mayoría de estos aspectos vinculados con la relación profesional-paciente y que también fueron destacados en los comentarios aportados por algunos pacientes en el apartado observaciones al final del cuestionario.

Otros aspectos muy valorados fueron, «el interés del personal por solucionar problemas» y «el interés del personal por cumplir lo que promete».

Todos ellos implicados en el proceso de atención sanitaria con el usuario y con el trato del personal con los pacientes, al igual que en otros estudios [7,14,17,21]. Destaca "el interés del personal de enfermería por el paciente" y «el interés del personal médico por el paciente» (este último ítem añadido a la escala modificada SERVQHOS en nuestro estudio), siendo ambos muy valorados en relación con la satisfacción.

Los resultados de las preguntas dicotómicas del segundo bloque fueron altamente satisfactorios. Prácticamente la totalidad de los pacientes encuestados (98,3%) recomendarían este hospital, muy pocos contestaron tener dudas y no hubo nadie que no recomendará el hospital [17]. El 97,5% de los pacientes contestaron que no se les realizó ninguna prueba o intervención sin su consentimiento y el 92,4% afirmaron haber recibido suficiente información sobre su enfermedad [21-23]. Por otra parte, sólo un 4,2% de los pacientes opinaron no haber estado ingresados en el hospital el tiempo suficiente. Por último, se valoró también la relación interpersonal entre el paciente y el equipo sanitario, para lo cual se les preguntó sobre si conocían el nombre de los profesionales que les atendieron. El 60,5% afirmó conocer el nombre del médico que les atendió habitualmente, pero en el caso del personal de enfermería, un 69,7% de los pacientes no conocía el nombre de las enfermeras que lo atendieron, aspecto que coincide con los publicados en otros estudios. Este dato podría ser fácilmente explicable ya que, aunque todo el personal sanitario se presente la primera vez que contacta con el paciente, es más fácil recordar un sólo nombre, el del médico, ya que las enfermeras cambian por turno y día, lo que hace difícil identificar a una enfermera de referencia [7,14,18,20,22].

En nuestro estudio, a diferencia de otros [7], sólo se encontró significación estadística en la variable edad al estudiar su influencia en el nivel de satisfacción global percibida, aunque algunos estudios indican que la relación entre las variables sociodemográficas y la satisfacción son extremadamente pequeñas [9,22]. Se realizó un segundo análisis tras agrupar el resto de las variables sociodemográficas, siendo la edad el factor que en mayor medida determina el comportamiento de la satisfacción global del paciente, siendo las personas jóvenes más exigentes en cuanto a la atención recibida [21]. De forma general, se observó que las personas que se encontraron más satisfechas fueron aquellas con una edad comprendida entre los 46-77 años, hombres, casados, sin ocupación laboral y con un nivel de estudios superiores.

Por último, se procedió a valorar las variables sociodemográficas de los pacientes relacionadas con cada aspecto asistencial del primer bloque de respuestas (19 ítems), ambas recodificadas, para agrupar los datos y alternativas de respuestas. A diferencia con otros estudios [20], se encontraron diferencias significativas en la variable demográfica sexo con respecto a los ítems relativos a la calidad subjetiva: «la capacidad del personal para comprender sus necesidades», «la amabilidad del personal con el trato con la gente» y «el trato personalizado que ha recibido». En todas ellas las mujeres puntuaron mejor estos ítems respecto a los hombres, contestando estar más satisfechas de lo esperado. En cuanto a la variable estado civil, se observaron diferencias significativas con respecto al ítem relativo a la calidad objetiva: «el tiempo de espera para ser atendido por el personal sanitario, donde los casados puntuaron mejor este ítem con respecto al de los no casados.

Al final de la encuesta se dejó un espacio en blanco para sugerencias y para conocer algún aspecto que no estuviera recogido en el cuestionario. Fue cumplimentado por 32 personas. En general, los comentarios recogidos fueron de agradecimiento y opiniones positivas para el personal sanitario y el servicio en general, y alguna sugerencia de mejora del funcionamiento del hospital.

El uso de las encuestas para valorar el nivel de satisfacción es una herramienta sencilla y eficaz, pero presentan algunas limitaciones que pueden influir en el resultado del estudio. Algunos sesgos que podemos señalar en nuestro estudio son: sesgo de confusión (propio del SERVQHOS) por equivocación de algunos ítems que son similares; y sesgo de subjetividad porque la satisfacción del paciente depende de las expectativas y perspectiva de cada persona.

CONCLUSIONES

La participación en la cumplimentación de la encuesta de satisfacción fue del 63,6%. La mayoría de los pacientes se mostraron satisfechos en las dimensiones exploradas y casi la totalidad recomendarían este hospital. Se evidenció que la satisfacción está muy ligada a cualidades y competencias del personal en su relación con el paciente. Basándose en los resultados de este estudio y en las opiniones de los pacientes, se pueden incrementar el tamaño muestral para posteriormente proponer una serie de actividades para intentar mejorar las áreas peor valoradas.

DECLARACIÓN DE INTERESES

Este artículo está basado en el trabajo de fin de Máster Universitario en Metodología de las Ciencias del Comportamiento y de la Salud (Interuniversitario UNED-UCM-UAM) por la Universidad Autónoma de Madrid; la Universidad Complutense de Madrid y la Universidad Nacional de Educación a Distancia de Estela Pisón-Cárcamo presentado en septiembre de 2017 y codirigido por el Dr. P. Díaz de Cerio.

BIBLIOGRAFÍA

1. Caminal J. La medida de la satisfacción: un instrumento de participación de la población en la mejora de la calidad de los servicios sanitarios. Rev Calid Asist. 2001;16(4):276-9.
2. Durán AG, Durántez FD, Robles JM, Becerra AC, Monchul JV, Ferreras ID. Índices de satisfacción y calidad percibida en una unidad de cirugía mayor ambulatoria de un hospital de tercer nivel. Rev Esp Enferm Dig. 2003;95(12):851-6.

3. Sánchez Legrán F. La participación de los usuarios en la sanidad debe ser ya una realidad. Rev SAS Información. 2000;4:3.

4. European Foundation for Quality Management. Modelo EFQM de Excelencia. Madrid: Club Gestión de la Calidad, 1999.

5. Arcelay A., Lorenzo S., Bacigalupe M., Mira JJ, Palacio F., Ignacio E., et al. Adaptación de un modelo de gestión de calidad total al sector sanitario. Rev Calid. Asist. 2000;15:184-91.

6. III Plan de Salud de La Rioja 2015-2019 [Internet]. España: Riojasalud; 2017 [citado 3 agosto 2017]. Disponible en: https://www.riojasalud.es. Noticias.

7. García-Aparicio J, Herrero-Herrero J, Corral-Gudino L, Jorge-Sánchez R. Calidad percibida por los usuarios de un servicio de Medicina Interna tras 5 años de aplicación de una encuesta de satisfacción. Rev Calid Asist. 2010;25(2):97-105.

8. Monteagudo O et al. Aplicación hospitalaria del SERVQHOS: factores asociados a la satisfacción e insatisfacción. Rev Calid. Asist. 2003;18(5):263-71

9. Mira JJ, Aranaz J, Rodríguez-Marín J, Buil JA, Castell M, Vitaller J. SERVQHOS: un cuestionario para evaluar la calidad percibida de la asistencia hospitalaria. Medicina Preventiva. 1998; IV:12-8.

10. Parasuraman A, Zeithaml V, Berry L. A Conceptual Model of Service Quality and Its Implications for Future Research. Journal of Marketing. 1985;49(4):41.

11. Mira JJ, Aranaz J. La satisfacción del paciente como una medida del resultado de la atención sanitaria. Medicina Clínica. 2000;114 (Supl 3):26-33.

12. Cadotte ER, Woodruff RB, Jenkins R L. Expectations and norms in models of consumer satisfaction. Journal of marketing Research. 1987;305-14.

13. Oliver RL. A cognitive model of the antecedents and consequences of satisfaction decisions. Journal of marketing research. 1980; 460-9.

14. Arrébola PA, Tejido SÁ, Jiménez AE, Medina PJ, Pérez CS, Guerrero RF, Díaz GR. Estudio de satisfacción en pacientes hospitalizados en un Servicio de Urología. Arch Esp Urol. 2014;67(7):621-7.

15. Marenco-Arellano V, Ferreira L, Ramalle-Gómara E, Crespo A, Rupérez A, Fraile E. Valoración de la satisfacción materna con la analgesia epidural para el control del dolor del trabajo de parto. Rev. Calid. Asist. 2017;32(3):166-71.

16. De la Fuente RA, Jesús FLM, Hoyos VY, León RC, Zuloaga MC, Ruiz GM. Servicio de urgencias de atención primaria. Estudio de calidad percibida y satisfacción de los usuarios de la zona básica de salud Altamira. Rev. Calid. Asist. 2009;24(3):109-114.

17. Jorge-Cerrudo J, Ramón J, Goday A, González S, Sánchez P, Benaiges D. Estudio descriptivo de la mejora de la calidad percibida en los pacientes sometidos a cirugía bariátrica tras la implantación de una vía clínica. Rev. Calid. Asist. 2012;27(4):226-32.

18. Carvajal BJ, García SS, Márquez AM, Hernández LI, Martín-García AM, Cerquella HC. Valoración de la satisfacción de los pacientes intervenidos de vesícula biliar por laparoscopia en un servicio de cirugía general. Rev. Calid. Asist. 2008;23(4):164-9.

19. Mira J, Buil J, Aranaz J, Vitaller J, Lorenzo S, Ignacio. ¿Qué opinan los pacientes de los hospitales públicos? Análisis de los niveles de calidad percibida en cinco hospitales. Gaceta Sanitaria. 2000;14(4):291-3.

20. Braña MB, Carrera MD, De la Villa SM, Avanzas FS, Gracia CM, Vegas PE. Factores sociodemográficos y satisfacción con la atención recibida en mujeres con cáncer de mama. Estudio multicéntrico. Rev. Calid. Asist. 2012;27(1):30-7.

21. Hernández MM, Ochando GA, Mora CJ, Lorenzo MS, López RK. Satisfacción del paciente en una unidad de hemodiálisis: Objetivo de calidad asistencial en enfermería. Revista De La Sociedad Española De Enfermería Nefrológica. 2005;8(2):90-6.

22. Alfonsín SC, Viña VJ. Grado de satisfacción en el paciente trasplantado de pulmón. Rev. Calid. Asist. 2007;22(1):21-7.

23. Hall J, Dornan M. Patient sociodemographic characteristics as predictors of satisfaction with medical care: A meta-analysis. Social Science & Medicine. 1990;30(7):811-8.

eISSN 2444-7986
DOI: https://doi.org/10.14201/orl.19230

ARTÍCULO ORIGINAL

OSTEOGÉNESIS IMPERFECTA: ESTUDIO AUDITIVO Y GENÉTICO DE UNA FAMILIA CON UNA MUTACIÓN EN EL GEN COL1A1

Osteogenesis imperfecta: Hearing and genetic study of a family with a mutation in the COL1A1 gene

Leticia ACLE-CERVERA[1]; Patricia CORRIOLS-NOVAL[1]; María Teresa GIL-AGUILAR[1]; Ana FONTALVA-ROMERO[2]; Carmelo MORALES-ANGULO[1]

Hospital Universitario Marqués de Valdecilla
[1]*Servicio de Otorrinolaringología.* [2]*Servicio de Genética Molecular. Santander. España*

Correspondencia: leticia_acle@hotmail.com

Fecha de recepción: 7 de octubre de 2018
Fecha de aceptación: 23 octubre de 2018
Fecha de publicación: 25 de octubre de 2018
Fecha de publicación del fascículo: 1 de junio de 2019

RESUMEN: Introducción: La osteogénesis imperfecta (OI) es una enfermedad hereditaria relacionada con la formación de tejido conectivo que se caracteriza, entre otros, por la aparición de fracturas recurrentes, escleras azules e hipoacusia. El objetivo de nuestro estudio fue demostrar la heterogeneidad clínica-auditiva en la osteogénesis imperfecta. Método: Se realizó un estudio clínico-genético de una familia de 4 miembros en la que tres de ellos padecían hipoacusia. Resultados: El estudio genético realizado a los cuatro pacientes demostró la mutación c.804+1G›A en heterocigosis en el intrón 11 del gen COL1A en los tres miembros de la familia que presentaban hipoacusia. Los tipos y severidad de la hipoacusia encontrados fueron diferentes en cada individuo: una hipoacusia neurosensorial leve bilateral, con predominio para altas frecuencias; una hipoacusia mixta bilateral moderada y la tercera un hipoacusia de transmisión unilateral leve. Conclusiones: La pérdida auditiva asociada a la mutación c.804+1G>A en el intrón 11 del gen COL1A1, presenta una gran variabilidad en cuanto al grado de afectación y severidad y también en relación al tipo de hipoacusia desarrollada, que puede ser tanto neurosensorial como trasmisiva, incluso en individuos pertenecientes a la misma familia.

PALABRAS CLAVE: osteogénesis imperfecta; hipoacusia; gen COL1A1; heterogenicidad.

SUMMARY: Introduction: Osteogenesis imperfecta (OI) is a rare hereditary connective tissue disease that results in a bone fragility, blue sclerae and hearing loss. The objective of our study was to determine the heterogeneity and variety of the clinical- hearing spectrum of the OI. Methods: Genetic study was performed in a four-member family, where three of them presented hearing impairment. Results: Genetic study performed to the four patients determine c.804+1G›A heterozygosis mutation in the 11 intron of COL1A gene, in those three patients with hearing loss. Severity and type of hearing loss found were different in each patient: in one case a mild bilateral neurosensorial hearing loss, with high frequencies affected; another one bilateral moderate mixed hearing loss, and the third one was a unilateral mild conductive hearing loss. Conclusions: Hearing loss associated with c.804+1G>A mutation in the 11 intron of del COL1A1 gen, is characterized by a high variability related to the severity and kind of hearing loss developed, that it could be even neurosensorial or conductive type, even in members of the same family.

KEYWORDS: osteogenesis imperfect; hearing loss; COL1A1 gene; heterogeneity.

INTRODUCCIÓN

La osteogénesis imperfecta (OI) es una enfermedad hereditaria relacionada con la formación de tejido conectivo que se caracteriza por osteopenia, fracturas recurrentes, deformidad ósea y baja estatura así como escleras azules, hiperlaxitud articular y dentinogénesis imperfecta [1]. Su prevalencia oscila entre 6-7/100.000 individuos [2]. La clasificación propuesta por Sillence distingue 4 subtipos en función del grado de afectación sistémica: I (leve), II (letal), III (severo) y IV (moderado). El grado IV es el más prevalente, representando el 85% de los casos de OI, y cuyo genotipo está asociado a una mutación que se presenta en heterocigosis en el gen COL1A1 o COL1A2, y que se transmite con una herencia autonómica dominante.

Se han descrito otras formas de OI autosómicas recesivas (tipos V-XII) que representan el 15% restante de los casos, y que se caracterizan por su mayor severidad e implicación de genes diferentes [3].

En el contexto de la OI, la hipoacusia está presente en el 37% al 64% de los pacientes y su presentación y desarrollo tiene variabilidad interfamiliar e intrafamiliar para una misma mutación [4].

El objetivo de nuestro estudio fue determinar los hallazgos clínicos que presenta una familia afecta de OI, en la que se demostró una mutación genética no descrita previamente hasta la fecha, así como demostrar la heterogeneidad clínico-auditiva relativa al genotipo incluso dentro de una misma familia con idéntica mutación.

MATERIAL Y MÉTODO

Se estudió una familia de 4 miembros, en la que la madre (I:1) y un hijo (II:2, Figura 1) presentaban diagnóstico clínico previo de OI. Tras obtener un consentimiento informado de cada paciente, se procedió a realizar una audiometría tonal (Interacoustics AD629B) doble ciego y posteriormente un estudio genético de secuenciación masiva a partir de muestras de sangre extraídas en todos ellos.

RESULTADOS

El patrón de herencia de OI en la familia estudiada resultó ser autosómico dominante (Figura

1). La mujer de 56 años (1:1, Figura 2) presentaba en el momento del estudio una hipoacusia mixta moderada derecha y una neurosensorial leve izquierda de predominio para altas frecuencias, sin otra sintomatología acompañante. Había sido intervenida de otosclerosis de oído izquiero 16 años antes con clara mejoría auditiva. En la tomografía computarizada (TC) de oídos se objetivaron signos incipientes de osteoporosis en el esqueleto de la base de cráneo y peñascos.

Un descendiente de 32 años fue diagnosticado de OI desde el nacimiento por anomalías congénitas del esqueleto, con escleras azules, y fracturas atípicas (de antebrazo con 7 años y de olécranon con 14 años). No presentaba hipoacusia objetiva. En la audiometría se objetivó hipoacusia neurosensorial leve bilateral en de predominio en frecuencias agudas (Figura 3).

Una descendiente de 29 años que presentaba escleras azules (figura 4) y había tenido unas fracturas de falanges de los pies dos años antes, refería hipoacusia derecha de larga de evolución. En la audiometría se objetivaba una hipoacusia de transmisión derecha leve con reflejo estapedial negativo, que podría ser compatible con un cuadro de otosclerosis (Figura 5). En el TAC de oídos se objetivaron ambos huesos temporales muy neumatizados asociado a desmineralización (Figura 6).

Se realizó un estudio genético de secuenciación masiva mediante next generation sequencing (NGS) en los 4 miembros de la familia. Se demostró que estos tres pacientes presentaban la mutación c.804+1G›A en heterocigosis en el intrón 11 del gen COL1A1. Esta mutación produce una ostegénesis imperfecta de fenotipo leve (tipo I en la clasificación de Sillence). El padre de la familia resultó negativo para la mutación y no presentaba niguna sintomatolgía relevante en el contexto de la OI.

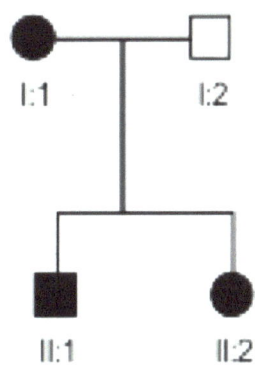

Figura 1. Árbol genealógico de la familia afectada.

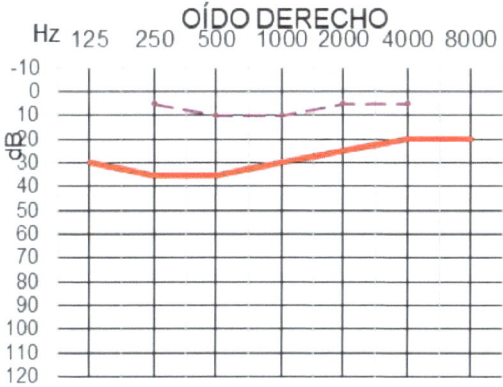

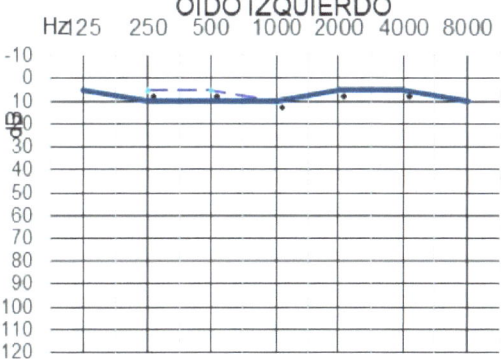

Figura 2. Hipoacusia mixta derecha moderada grado 1 con GAP medio de 20 dB e hipoacusia neurosensorial izquierda tras la mejoría posterior a la cirugía (I:1)

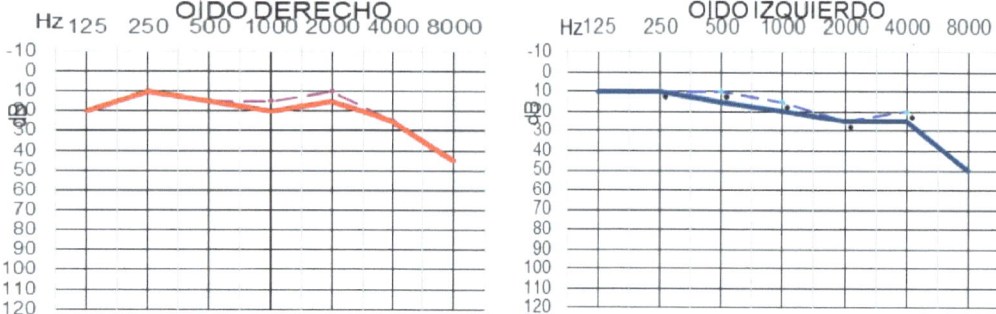

Figura 3. Hipoacusia neurosensorial bilateral leve con descenso leve en frecuencias agudas (II:1)

DISCUSIÓN

La mutación c.804+1G›A en heterocigosis en el intrón 11 del gen COL1A1 es una mutación que se trasmite con un carácter autonómico dominante y que no ha sido descrita previamente en el desarrollo de la OI, no constando su registro en las bases de datos ni en la bibliografía consultada de esta enfermedad. Se ha descrito una mutación similar c.804+1G>C en COL1A1 sin descripción del fenotipo asociado. En la mutación detectada en nuestra familia (c.804+1G›A) se produce por una sustitución de la base nitrogenada de la guanina por una adenina en el primer nucleótido del intrón número 11. El intrón es un material genético que no se trascribe para la formación proteica, si bien una mutación en los primeros nucleótidos de un intrón puede modificar el posterior ensamblaje de los exones.

En cuanto a la hipoacusia asociada a la osteogénesis imperfecta, su inicio suele darse entre la segunda y cuarta década de la vida [4]. Al inicio, se desarrolla una hipoacusia de transmisión leve que normalmente evoluciona a una hipoacusia mixta de intensidad de leve a profunda debido a una atrofia progresiva en las células ciliadas del órgano de Corti o una degeneración precoz de la estría vascular, debido a la formación de hueso anómalo dentro y alrededor de la cóclea, dónde se encuentran estas estructuras [4].

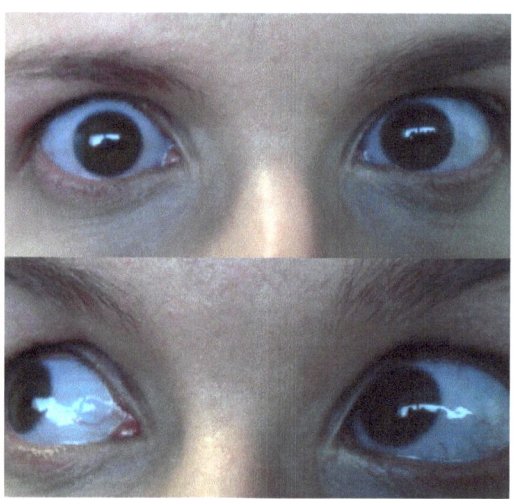

Figura 4. Escleras azules en la paciente II-2

Sin embargo, como se demuestra en nuestro estudio la hipoacusia asociada a la OI es heterogénea en el tipo, aparición y severidad en cada paciente, presentando una gran variabilidad entre familias afectadas con la misma mutación e incluso entre los pacientes de una misma familia [5].

Los hallazgos evidenciados en la TC, demuestran focos hipodensos en la fissula antefenestram (lo más frecuente), ventana oval y ventana redonda [6], así como hipodensidades retrofenestrales que afectan a las espiras cocleares, canal del nervio facial, o canales semicirculares, o incluso simular

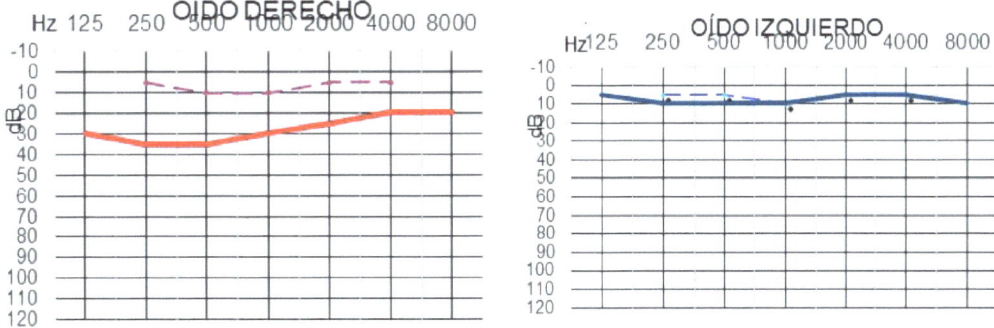

Figura 5. Hipoacusia de trasmisión derecha leve con GAP medio de 15dB. Normoacusia izquierda (II:2)

una cuarta espira coclear en un tercio de los casos [6]. En un 72% de los pacientes la localización de la hipodensidad se correlaciona con el tipo de sordera [6].

Por otra parte, aunque en los pacientes de nuestro estudio no se llevó a cabo dicha técnica diagnóstica, el estudio mediante resonancia magnética con gadolinio, puede mostrar lesiones activas en pacientes con hipoacusia mixta [6].

Los pacientes que presentan una hipoacusia de transmisión con un gap significativo entre la vía ósea y aérea, son susceptibles de ser intervenidos quirúrgicamente mediante la realización de una estapedectomía o estapedotomía, consiguiendo unos umbrales auditivos aceptables [7], como ocurrió en la progenitora de la familia estudiada. En casos de hipoacusias mixtas, la combinación de implantes auditivos como el Vibrant Sound bridge junto con la realización de la estapedotomía ha demostrado óptimos resultados en un grupo reducido de pacientes con OI [8].

En pacientes con OI e hipoacusia profunda con un insuficiente rendimiento audioprotésico, el implante coclear puede estar indicado. Han sido descritos casos de estimulación del nervio facial a través del implante coclear que han requerido la inutilización de algunos de sus electrodos[9]. A pesar de algunas complicaciones, el implante coclear aporta un valioso beneficio en pacientes con osteogénesis imperfecta que sufren hipoacusia severa profunda [10,11].

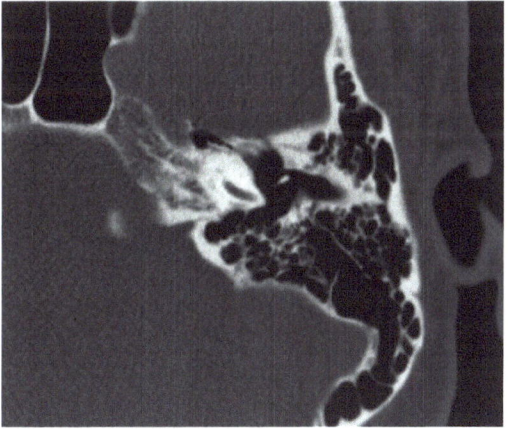

Figura 6. Corte axial de TAC oído izdo. Desmineralización del peñasco

Por otra parte, estudios recientes sugieren que el tratamiento con bifosfonatos puede mejorar la historia natural de la enfermedad, si se realiza tempranamente en niños con osteogénesis imperfecta [12]. El tratamiento oral con alendronato ha demostrado un incremento en la densidad mineral ósea (DMO) sin producir mejoría a nivel auditivo en pacientes adultos con osteogénesis imperfecta [13]. La terapia con hormona del crecimiento humano como complemento de la terapia con bifosfonatos demostró un aumento de la DMO y un crecimiento lineal mejorado [14].

CONCLUSIONES

La pérdida auditiva que presentan las familias con OI y la mutación c.804+1G>A en el intrón 11 del gen COL1A1, se caracteriza por una gran variabilidad en cuanto al grado de severidad y también en relación al tipo de hipoacusia desarrollada, que puede ser tanto neurosensorial como transmisiva o mixta.

BIBLIOGRAFÍA

1. Baujat G, Lebre AS, Cormier-Daire V, Le Mener M. Osteogenesis imperfecta ; diagnosis information (clinical and genetic classification). Arch Pediatr. 2008;15:789–91.

2. Amor MB, Glorieux FH., Rauch F. Osteogenesis imperfecta. Best Pract Res Clin Rheumatol. 2008;22:85–100.

3. Marini J, Smith SM . Osteogenesis imperfecta. MDText.com, Inc. 2000.

4. Swinnen F., Coucke PJ. De Paepe AM, Symoens S, Malfait F, Gentile FV, et al. Osteogenesis imperfecta: the audiological phenotype lacks correlation with the genotype. Orphanet Journal of Rare Diseases. 2011;6:88-

5. Pereira da Silva A, Feliciano T, Figueiringhas R, Almeida E, Sousa C. Osteogenesis imperfecta and hearing loss, description of three case reports. Acta Otorrinolaringol Esp. 2013;64:413-7.

6. Swinnen FK, Casselman JW, De Leenheer EM, Cremers CW, Dhooge IJ. Temporal bone imaging in osteogenesis imperfecta patients with hearing loss. Laryngoscope. 2013;123:1988-95.

7. Vincent R, Wegner I, Stegenon I, Grolman W. Stapedotomy in osteogenesis imperfecta: a prospective study of 32 consecutive cases. Otol Neurotol. 2014;35;1785-9.

8. G. Kontorinis, T. Lenarz, H. Mojallal, A. L. Hinze, and B.Schwab, "Power stapes: an alternative method for treating hearing loss in osteogenesis imperfecta?" Otology and Neurotology, vol. 32, no. 4, pp. 589–595, 2011.

9. Makizumi Y, Kashio A, Sakamoto T, Karino S, Kakigi A, Iwasaki S, et al. Cochlear implantation in a patient with osteogenesis imperfecta. Auris Nasus Larynx. 2013;40:510-513.

10. Pillion,J, Vernick, D, Shapiro J. Hearing Loss in Osteogenesis Imperfecta: Characteristics and Treatment Considerations. Genetics Research International. Volume 2011, Article 983942.

11. Migirov L, Henkin Y, Hildesheimer M, Kronenberg J. Cochlear implantation in a child with osteogenesis imperfecta. International Journal of Pediatric Otorhinolaryngology. 2003;67:677-80.

12. Ting TH, Zacharing MR. Hearing in bisphosphanate-treated children with osteogenesis imperfecta. Our experience in thirty six young patients. Clinc Otolaryngol. 2012;37:229-33.

13. Chevrel G, Schott AM, Fontanges E, Charrin JE, Lina-Granade G,. Effects of oral alendronate on BMD in adult patients with osteogenesis imperfecta: a 3-year randomized placebo-controlled trial. J Bone Miner Res. 2006;21:300-6

14. Steiner,R, Adsit,J and Basel, D. *COL1A1/2*-Related Osteogenesis Imperfecta. In: Adam MP, Ardinger HH, Pagon RA, Wallace SE, Bean LJH, Stephens K, Amemiya A, editors. GeneReviews®. Seattle (WA): University of Washington, Seattle; 1993-2018.

eISSN 2444-7986

DOI: https://doi.org/10.14201/orll.19209

ARTÍCULO ORIGINAL

CALIDAD DE VIDA EN FAMILIARES Y NIÑOS CON IMPLANTE COCLEAR Y AUDÍFONOS

Quality of life in family and children with cochlear implants and hearing aids

Olga María ALEGRE-ROSA[1]; Luis Miguel VILLAR ANGULO[2]

[1]*Directora del Centro de Estudios Universitarios para la Educación en la Diversidad. Catedrática de la Universidad de La Laguna.* [2]*Facultad de Ciencias de la Educación. Catedrático de la Universidad de Sevilla*

Correspondencia: oalegre@gmail.com

Fecha de recepción: 30 de septiembre de 2018
Fecha de aceptación: 2 de noviembre de 2018
Fecha de publicación: 4 de noviembre de 2018
Fecha de publicación del fascículo: 1 de junio de 2019

RESUMEN: Introducción: El cuestionario KINDL se usa de forma recurrente para estimar la calidad de vida (CdV) y los efectos de bienestar en las actividades cotidianas de los niños. El objetivo de este estudio: fue descubrir cómo los niños con implantes cocleares (IC) o audífonos (A) reconocen su calidad de vida (CdV) y comparar sus autoinformes y los informes de los padres sobre su CdV. Material y método: La muestra de niños con IC (n=187) y A (n=113) y de padres de niños con IC (n=115) y A (n=29) contestaron, respectivamente, las versiones de KINDL para niños o padres. Se aplicó un MANOVA de una vía para determinar si había diferencias entre los grupos independientes (niños y padres) en más de una variable dependiente continua (dimensiones de KINDL) y un coeficiente de correlación intraclase para ver en qué medida concordaban varias medidas cuantitativas de KINDL. Además, calculamos la concordancia para los sujetos de las muestras evaluando la variabilidad de sus diferencias. Resultados: Los niños con IC percibieron la CdV de forma distinta y con puntajes inferiores respecto de los niños con A en las diferentes escalas vinculadas al cuestionario KINDL. Existió un buen acuerdo entre los autoinformes de los niños con IC y

A, y los informes parentales de niños con IC y A en la CdV total (.65). Conclusiones: Se pueden utilizar los hallazgos de este estudio para crear estrategias de asesoramiento familiar sobre las necesidades sociales y educativas de los niños con IC y A.

PALABRAS CLAVE: calidad de vida (cdv); acuerdo cdv niño-padre; audífono; informes familiares; implante coclear.

SUMMARY: Introduction: The KINDL questionnaire is used on a recurrent basis to estimate the quality of life (QoL) and the effects of well-being in the daily activities of children. The aim of this study: was to discover how children with cochlear implants (CI) or hearing aids (A) recognize their quality of life (QoL) and compare their self-reports and parents' reports on their QoL. Material and method: The sample of children with CI (n=187) and A (n=113) and their parents of children with CI (n=115) and parents of children with A (n=29) answered, respectively, the KINDL versions for children or parents. A one-way MANOVA was applied to determine if there were differences between the independent groups (children and parents) in more than one continuous dependent variable (KINDL dimensions), an intraclass correlation coefficient to see to what extent several quantitative measures of KINDL agreed. In addition, we calculated the agreement for the subjects of the samples by evaluating the variability of their differences. Results: CI children perceived the QoL differently and with lower scores compared to children with A in the different scales linked to the KINDL questionnaire. There was a "good agreement" between the self-reports of children with IC and A, and the parental reports of children with IC and A in the total QoL (.65). Conclusion: The findings of this study can be used to create family counseling strategies on the social and educational needs of children of IC and A.

KEYWORDS: quality of life (qol); child-proxy qol agreement; cochlear implant; hearing aid; proxy informs.

INTRODUCCIÓN

El constructo calidad de vida (CdV) describió «aspectos físicos, mentales, sociales, psicológicos y funcionales del bienestar desde la perspectiva del paciente» (p. 399) [1]. Dada la apertura y multi-dimensionalidad de este concepto, la CdV se fue operativizando bajo distintos procedimientos, incluyendo cuestionarios diseñados *ad hoc*.

Así, mediante el *Inventory of Life Quality of Children and Youth (ILC)*, se estudió la c*alidad de vida relacionada con la salud* averiguando que los estudiantes que percibieron una participación satisfactoria en clase obtuvieron calificaciones altas en CdV en la escuela, contacto social con los compañeros y salud mental [2].

En otro caso [3], se exploró la CdV de niños sordos con implantes cocleares (IC) con y sin necesidades adicionales utilizando un cuestionario de 22 ítems integrados en cuatro escalas que 199 padres recibieron y respondieron por correo. Se usará la denominación «padres» en este estudio, que incluirá igualmente la expresión «proxies», como informadores indirectos: personas con parentesco familiar o allegados. De igual modo, se empleará el término «niños» para referirnos a niños y niñas. A través del *Paediatric Audiology Quality of Life (PAQL)* los padres informaron que los niños, independientemente de sus necesidades, habían mejorado su CdV «moderadamente» o «mucho».

El estudio de la CdV de los niños con IC no había resultado ajeno a esa preocupación científica. Casi no había estudios sobre ese constructo psicológico hasta 2005 [4] o, especialmente sobre la salud de los niños con IC, observándose que los niños con IC experimentaron una menor CdV, en comparación con los niños oyentes.

Aunque existían diversas medidas psicométricas en el panorama internacional, los investigadores de muchos contextos internacionales usan el cuestionario alemán de calidad de vida (KINDL, cuestionario KINDL de manera genérica con sus diferentes formas, según edades y destinatarios). Una ventaja definitiva del uso de esa herramienta fue que muchos estudiantes podían completarla rápida y eficientemente. La primera versión alemana aplicada [1] se administró a 45 niños enfermos comparando sus resultados con los de otros niños de salud normal demostrándose su validez desde el punto de vista psicométrico.

El instrumento se convirtió en una referencia normativa para la medición de la CdV en «autoinformes e informes de padres» (p. 677) [5]. Las propiedades psicométricas del cuestionario KINDL cumplieron los estándares de confiabilidad, validez y sensibilidad en las escalas cuando se ajustaron a diferentes contextos (idiomas, países, enfermedades y poblaciones). En el caso español [6] se propuso una versión del instrumento que era semántica y culturalmente equivalente al KINDL alemán empleándose el mismo en diferentes estudios posteriores llevados a cabo en Canarias [7, 8].

El estudio de la validez de KINDL se fue extendiendo en distintos idiomas y poblaciones. Así fue aplicado a dos segmentos poblacionales (niños y adolescentes) de origen asiático comparando 30 niños con diabetes con 39 que no la tenían [9]. También se utilizó la versión serbia del KINDL [10] para constatar la validez de constructo del instrumento y medir la CdV de niños y adolescentes sanos, utilizando un análisis factorial confirmatorio sin que llegase a constatar la estructura del modelo. Posteriormente [11], se comprobó la validez y la fiabilidad de consistencia interna del cuestionario KINDL y se constató el acuerdo entre las valoraciones de padres y niños.

Seleccionando una muestra de 239 adolescentes, y teniendo como propósito la generalización de KINDL en Noruega [12] se aplicó en el año 2008 el instrumento en línea y siguieron la teoría de la generalización para obtener coeficientes de generalización y dependencia. Los resultados obtenidos, tras un diseño mixto de dos facetas, indicaron la satisfacción de KINDL. En el mismo año, usando una muestra nacional de 1.985 adolescentes, y tras haber traducido la versión alemana del KINDL al idioma chino, se constató [13] su fiabilidad total y la de cada una de las seis subescalas del cuestionario. De otra parte, se confirmaron las seis subescalas multidimensionales concluyendo que la edad cronológica afectaba al autoinforme en CdV en sujetos con IC [14].

También se empleó el cuestionario con los padres de niños con IC, como el caso desarrollado en Turquía [15], donde utilizaron autoinformes de niños e informes de padres para medir el constructo CdV. A este respecto, emplearon una versión traducida al turco del KINDL, como medida genérica de CdV para niños de 8 a 12 años con 24 ítems categóricos que estimaban las seis dimensiones conocidas de KINDL constatándose la poca concordancia entre el autoinforme de niños y el informe de padres. Sin embargo, en otros estudios [16] se examinó el impacto que tenía el IC en la CdV evaluando medidas de autoinforme de 129 niños posimplantados e informes de sus padres. Ciertos componentes negativos del estrés familiar (demandas de recursos, costes y restricciones) se asociaron con una peor CdV, mientras que los niños con IC mostraron una CdV análoga a la de sus compañeros de audición típica. Además, los padres y los niños implantados tuvieron más acuerdos que los padres y niños con audición típica, atribuido el efecto al especial cuidado de los padres de los niños implantados.

De otra parte, se analizó la CdV de niños con IC y la autoestima y relaciones sociales [17] obteniéndose que los niños que usaban IC tenían una CdV inferior en situaciones sociales y autoestima más baja que sus compañeros oyentes, aunque se ha encontrado relación positiva entre la ganancia en decibelios y la ganancia en discriminación del lenguaje [18] en aquellos que emplean el IC con lo que mejora de manera significativa su CdV.

A la vista de los estudios anteriormente indicados, se plantean las siguientes cuestiones a resolver en el presente estudio:

1. ¿Cómo percibe la CdV un grupo de niños con IC comparado con otro grupo de niños que usa audífonos (A), según sus autoinformes y los informes de sus padres en el cuestionario KINDL?
2. ¿Cuál es el nivel de acuerdo sobre CdV entre los autoinformes de niños con IC y A y los informes de sus respectivos padres, medido por cuestionarios KINDL?

MATERIAL Y MÉTODO

SUJETOS. Participaron en el estudio niños con IC (n= 187) y niños que usaban A (n= 113). Mientras que la muestra de sujetos con IC fue aproximadamente equivalente por razones de género (50,3% niñas y 49,7% niños), los niños con A (61,9%) fueron más numerosos que las niñas (38,1%). La mayoría de los sujetos de ambas muestras estudiaban en centros de educación primaria y en el ciclo de edad de 7-10 años. La causa dominante de la sordera de los sujetos de ambos grupos fue prenatal: 56,5% (IC) y 43,8% (A). Finalmente, la edad más frecuente de diagnóstico de la sordera fue entre 1 año y 1 año y 11 meses para los sujetos con IC (26,1%), y entre 2 y 3 años para los casos con A (20,2%). Respecto a los padres de niños con IC o A, se obtuvo una muestra equivalente a la de sus hijos (187 de padres de niños con IC y 113 de padres de niños con A, la mayoría de los sujetos de la muestra (n=102, 70,8%) no asistía a programas formativos, frente a otro grupo con IC o A que sí acudía (n=42, 29,2%). Además, el tipo de comunicación dominante en la familia era oral, independientemente que usaran A (n= 24, 85,7%) o IC (n= 71, 77,2%). La edad dominante de los padres era entre 41-50 años con una formación dominante de educación primaria.

INSTRUMENTOS

AUTOINFORME DE NIÑOS. Se utilizó una versión española del cuestionario KINDL para niños con objeto de medir la CdV en niños. El cuestionario original fue desarrollado en alemán, revisado [19] y traducido al castellano [6]. El cuestionario contiene 24 preguntas distribuidas en seis dimensiones: bienestar físico, bienestar emocional, autoestima, familia, amigos y colegio, para ser utilizadas en poblaciones de niños y niñas entre ocho a dieciséis años. Las respuestas del KINDL se recogen en una escala Likert de cinco categorías que oscilan desde las categorías «1 = nunca» a «5 = siempre». Las preguntas se refieren a la semana anterior a la entrevista y las puntuaciones obtenidas a partir de las medias de cada dimensión se transformaron a una escala de 0 a 100 puntos, donde una mayor puntuación representaba mejor CdV. Junto con el perfil individualizado, fue posible obtener una única puntuación total o índice global de CdV a partir de las medias de las seis dimensiones. Se usó la versión KINDL para niños de 8-12 años en el estudio.

INFORME DE PADRES. Se usó el cuestionario sobre la calidad de vida de niños y jóvenes (7 a 16 años) en la versión para padres en castellano [20] con objeto de medir las percepciones de los padres o informadores indirectos de CdV de niños y adolescentes. Esta versión consta de 24 ítems tipo *Likert* de cinco puntos que oscilan desde «nunca» (0) a «siempre» (5), agrupados en seis dimensiones (bienestar físico, bienestar emocional, autoestima, familia, amigos y colegio). A continuación se muestra un ítem de cada una de las dimensiones: «…mi hijo/a se ha sentido enfermo/a»; «…mi hijo/a se ha reído y divertido mucho»; «…mi hijo/a se ha sentido orgulloso/a de sí mismo/a»; «…mi hijo/a se ha llevado bien con nosotros»; «…ha hecho mi hijo/a con amigos algunas cosas»; «…mi hijo/a ha podido hacer bien las tareas escolares».

PROCEDIMIENTO. Se accedió a los niños con IC y A a través de los centros educativos y la unidad de hipoacusia del hospital de referencia. Se eliminaron aquellos niños con otros déficits asociados. Los padres dieron el consentimiento por escrito para su participación y la de sus hijos e hijas. Se les pidió a los niños que completaran el cuestionario KINDL y a sus padres el cuestionario KINDL para padres. El proceso completo de recopilación de datos de KINDL consumió aproximadamente un curso académico.

ANÁLISIS ESTADÍSTICO. Obtenidos los conjuntos de puntos de las dimensiones y el puntaje total de CdV se sometieron a análisis estadísticos utilizando el paquete estadístico SPSS (ver.27). Respecto de la primera pregunta de investigación, se realizó un análisis multivariado de la varianza para muestras independientes, una vez comprobada la normalidad de la distribución de los datos empleando la prueba Kolmogorov-Smirnov, para investigar si los autoinformes de los niños con IC y A y los informes de los padres de niños con IC y A diferían en términos de las dimensiones de los cuestionarios. Se comprobaron supuestos típicos de ANOVA, como la normalidad, igualdad de varianza y valores atípicos univariados. Además, otros supuestos específicos de un MANOVA: ausencia de valores atípicos multivariantes, linealidad, ausencia de multicolinealidad e igualdad de matrices de covarianza.

Al ser la muestra mayor que 100 y resultando un valor de 0,896, mayor que 0,05, la distribución de la muestra fue normal y existió homocedasticidad entre las varianzas de los grupos, según el test de Levene para valores superiores a 0,05. De esta forma, se investigó si los autoinformes de niños y los informes de padres de los grupos IC y A diferían en términos de las puntuaciones de CdV. Se utilizaron seis variables dependientes para el autoinforme y las medidas del informe de los padres: bienestar físico, bienestar emocional, autoestima, familia, amigos y colegio. Para la segunda

pregunta de investigación, se examinó el acuerdo entre los niños y sus padres utilizando coeficientes de acuerdo y de correlación intraclase (CCC) y una prueba t de muestras pareadas. Un CCC igual o menor que 0,40 indicaba un acuerdo de pobre a justo; de 0,40 a 0,60 un acuerdo moderado; de 0,61 a 0,80 un buen acuerdo; y un CCC por encima de 0,80 mostraba un excelente acuerdo. Los datos se presentaron gráficamente siguiendo las tramas Bland-Altman en las que las diferencias entre las dos mediciones se representaban frente a su media con el nivel de acuerdo ($M_d \pm 1{,}96\sigma_d$). En este estudio, los puntajes por debajo de cero indicaron una sobreestimación y los puntajes superiores a cero indicaron una subestimación de la CdV por parte del niño.

RESULTADOS

Las medias, las desviaciones típicas y los valores en los coeficientes de consistencia interna alfa de Cronbach para cada una de las dimensiones del cuestionario KINDL de niños y padres superan en todos los casos el a= 0,816, lo que refleja alta consistencia interna.

Relacionado con la primera pregunta, se expresan los resultados del MANOVA, junto con las estadísticas descriptivas de los autoinformes de niños e informes de padres en las seis dimensiones de los cuestionarios KINDL de los grupos IC y A, en la Tabla 2. Hubo una diferencia estadísticamente significativa entre los grupos IC y A en las variables dependientes combinadas basadas en los autoinformes, [F (45,06), gl (4,207), $p<0{,}000$]; Lambda de Wilks 0,006; parcial eta cuadrado 0,92. Como el resultado de MANOVA fue significativo, cada variable dependiente (dimensiones) se consideró por separado y se contrastó con un test t para muestras independientes utilizando un nivel alfa ajustado de Bonferroni de 0,008.

La prueba t reveló que hubo una diferencia estadísticamente significativa para cada dimensión o variable dependiente. Los niños con IC obtuvieron puntajes significativamente más bajos de CdV que los niños con A en cada dimensión de KINDL ($p<0,001$). Además, la media más baja de los niños del grupo IC fue en la dimensión relación con la familia (media = 7,72), mientras que la media más baja de los niños del grupo A sucedió en la dimensión bienestar físico (media = 7,4). Se obtuvieron diferencias significativas entre las etapas educativas con puntajes más bajos en los niños con A de educación primaria frente a los de IC de la misma etapa educativa [F (6,137), gl (1,298), $p<0,014$] y en aquellos niños cuyo diagnóstico de la sordera fue más tardío [F (72,289), gl (1,225), $p<0,000$], no hallándose diferencias ni por provincias, ni por razón de la causa de sordera.

La mayor diferencia en los puntajes promedio entre los niños de los grupos IC y A se encontró en la dimensión bienestar emocional (M_{IC} = 49.84, M_A= 70.52), y la menor diferencia en los puntajes promedio se encontró en la dimensión relación con los amigos (M_{IC} = 15,68, M_A = 15,57).

El análisis realizado de las medidas del informe de los padres fue similar. Existió una diferencia estadísticamente significativa entre los grupos IC y A en las variables dependientes de los informes de los padres, [F(32,14), gl(4,131), $p<0,001$]; Lambda de Wilks = 0,006; parcial eta cuadrado = 0,92. Como el resultado de MANOVA fue significativo, cada variable dependiente se consideró por separado (dimensiones) y se contrastó con un test t para muestras independientes utilizando un nivel alfa ajustado de Bonferroni de 0,008.

Los padres de los niños en el grupo IC tuvieron puntuaciones significativamente inferiores en cuatro dimensiones de KINDL que los padres de los niños en el grupo A, excepto en las dimensiones relación con los amigos y escuela ($p<0,001$) (Tabla 3). Los padres de niños con IC informaron del puntaje más bajo en la dimensión relación con la familia (M_{IC} = 6,93), mientras que el grupo de padres de niños con A lo hizo en la dimensión bienestar físico (M_A = 8,30 frente a M_{IC} = 7,92). Los padres varones de niños con A, que tenían empleo, entre 41 y 50 años de edad y que asistieron a programas formativos, obtuvieron puntajes más altos en la percepción global de la CdV de sus hijos, frente a los padres de niños con de IC [F(10,66), gl(1,141), $p<0,001$].

Los padres de niños con IC informaron los puntajes más altos en la dimensión autoestima (M_{IC} = 16,61), mientras que los padres de niños en el grupo A informaron los puntajes más altos en la dimensión relación con los amigos (M_A = 15,64). De nuevo, la mayor diferencia en las puntuaciones medias entre los dos grupos de padres se encontró en la dimensión autoestima (M_{IC} = 16,61, M_A = 10,19) y la menor diferencia en las puntuaciones medias fue en la dimensión relación con los amigos (M_{IC} = 16,05, M_A = 15,64).

Para abordar la segunda pregunta de investigación, se examinó la concordancia entre los autoinformes de los niños IC y A y los informes de padres de niños IC y A sobre la CdV por tres métodos:

Tabla 1: Medias, Desviaciones típicas y Coeficientes de consistencia interna alfa de Cronbach.

Dimensiones KINDL	Kindl niños			Kindl padres		
	M	SD	α	M	SD	α
Bienestar físico	8,19	2,72	0,817	8,08	3,09	0,902
Bienestar emocional	9,21	3,60	0,874	12,32	3,06	0,897
Autoestima	14,65	4,77	0,974	14,07	4,82	0,896
Relación con la familia	8,13	2,77	0,864	7,93	4,44	0,929
Relación con los amigos	15,64	2,95	0,942	15,91	2,92	0,973
Escuela	13,95	2,21	0,890	14,65	2,54	0,950
Total	70,66	6,32	0,977	74,32	6,50	0,983

Tabla 2:
Puntuaciones de calidad de vida de niños y padres, estadísticas descriptivas y resultados de MANOVA y Test *t*

Dimensiones Kindl	Grupo IC				Grupo A				
	Min	Max	Media	SD	Min	Max	Media	SD	Test *t*
KINDL NIÑOS									
Bienestar físico	4,00	13,00	8,87	2,30	4,00	15,00	7,40	3,03	$t(253)=47,92, p<0,000$
Bienestar emocional	4,00	17,00	8,06	2,74	4,00	16,00	10,83	4,03	$t(247)=40,15, p<0,000$
Autoestima	4,00	20,00	16,44	2,86	4,00	20,00	12,01	5,71	$t(242)=47,75, p<0,000$
Relación con la familia	4,00	13,00	7,72	2,72	4,00	13,00	8,76	2,67	$t(238)=45,22, p<0,000$
Relación con los amigos	8,00	20,00	15,68	2,66	6,00	20,00	15,57	3,41	$t(225)=79,31, p<0,000$
Escuela	8,00	20,00	13,77	2,33	10,00	20,00	14,28	1,94	$t(215)=92,31, p<0,000$
MANOVA L = 0,006 F = 45,06 gl1 = 4 gl2 = 207									
KINDL PADRES									
Bienestar físico	4,00	18,00	7,92	2,92	4,00	15,00	8,30	3,29	$t(235)=40,03, p<0,000$
Bienestar emocional	6,00	19,00	11,84	3,06	8,00	17,00	13,00	2,94	$t(196)=56,28, p<0,000$
Autoestima	8,00	20,00	16,61	2,91	2,00	20,00	10,19	4,58	$t(197)=40,91, p<0,000$
Relación con la familia	4,00	20,00	6,93	2,66	4,00	20,00	9,38	5,92	$t(197)=40,91, p<0,001$
Relación con los amigos	4,00	20,00	16,05	2,98	12,00	20,00	15,64	2,78	$t(176)=72,26, p<0,001$
Escuela	10,00	20,00	14,97	2,52	10,00	19,00	13,55	2,36	$t(137)=67,28, p<0,001$
MANOVA L = 0,006 F = 32,14 gl1 = 4 gl2 = 131									

coeficiente de correlación intraclase (CCC), nivel de acuerdo y prueba *t* de muestras pareadas.

Como se muestra en la Tabla 3, los CCC indicaron un buen acuerdo de concordancia entre los autoinformes de los niños IC y A y los informes parentales de los niños con IC y A en la CdV total (0,65) y en la dimensión bienestar físico (0,77). La concordancia fue moderada en el bienestar emocional (0,41) y la autoestima (0,42), y el acuerdo fue pobre en el resto de las dimensiones de KINDL: relación con la familia (0,37), relación con los amigos (0,35) y escuela (0,33).

Además, calculamos la concordancia para los sujetos evaluando la variabilidad de sus diferencias. Construimos el gráfico de Bland-Altman como un diagrama de puntos de la diferencia entre los valores pareados de mediciones de autoinformes e informes parentales (eje y) contra el promedio de las medidas (eje x) para cada dimensión, como mejor estimador real de la variable (Figura 1). El gráfico incluyó una línea horizontal en la diferencia media y dos líneas, conocidas como límites de concordancia, a una distancia de 1,96 desviaciones estándar por arriba y por abajo de la primera (intervalo de confianza) (Giavarina, 2015). Cuanto menor fue el rango entre los límites de acuerdo (LoA), mejor fue la concordancia, como ocurrió con las dimensiones bienestar físico, seguido del bienestar emocional y la autoestima. Por el contrario, el rango alto en LoA supuso una baja precisión de la dimensión relación con los amigos (el sesgo de los puntos se situó por debajo de cero), escuela o relación con la familia.

El resultado de la aplicación de la prueba *t* para los pares de muestras de niños y padres mostró que la concordancia apuntada presentó diferencias significativas entre ambos grupos en la dimensión bienestar físico siendo superior en el caso de los niños con una mayor sobreestimación de la CdV frente a los padres en esta dimensión (niños med = 8,87, Sd = 2,30; padres med = 7,92, Sd = 2,92). Para las dimensiones bienestar emocional y autoestima de acuerdo moderado entre ambos grupos, la prueba *t* reflejó diferencias significativas a favor de los padres en la estimación de la CdV en dichas dimensiones (bienestar emocional: niños med = 8,06, Sd = 2,74; padres med =11,84, Sd = 3,06; autoestima: niños med = 16,44, Sd = 2,86; padres med = 16,61, Sd = 2,91). Las dimensiones con pobre acuerdo fueron: relación con la familia, relación con los amigos y escuela. En el primer caso, no existieron diferencias significativas reflejadas en la prueba *t* en la percepción de niños y padres en cuanto a la CdV en relación con la familia. Sin embargo, en las otras dimensiones sí existieron diferencias significativas a favor de los padres que sobredimensionaron la CdV en las mismas (relación con los amigos: niños med = 15,68, Sd = 2,66; padres med = 16,05, Sd = 2,98; escuela: niños med = 13,77, Sd = 2,33; padres med = 14,97, Sd = 2,52).

DISCUSIÓN

En relación con la primera pregunta de investigación, se puede deducir que los niños con IC percibieron la CdV de forma distinta y con puntajes inferiores respecto de los niños del grupo A, aspecto también comprobado en las diferencias significativas obtenidas entre niños con IC y niños con A en dicha dimensión [F(10,815), gl (1,199), $p<0,003$], sintiéndose los últimos más enfermos que los primeros). Este hallazgo fue consistente con estudios que informaron de las dificultades de los niños con IC en la dimensión relación con la familia [21] o aquellos que averiguaron que los niños con IC evaluaron menos positivamente la CdV con la dimensión Familia que sus compañeros de audición típica [22]

Tabla 3: Acuerdo entre los puntajes de niños y padres, coeficiente de correlación en clase (CCC), límites de acuerdo y prueba *t* de muestras pareadas.

Dimensiones Kindl	CCC				$M_{diferencia}$	$SD_{diferencia}$	Muestras pareadas Test-*t*
	CCC	Límite inferior	Límite superior	Bland-Altman			
Kindl niños-padres							
Bienestar físico	0,77**	0,71	0,81	16,18 ; -23,53	-3,67	10,13	$t(231)= -0,751, p<0,454$
Bienestar emocional	0,41*	0,26	0,53	5,68; -11,97	-3,14	4,50	$t(181)= -9,40, p<0,000$
Autoestima	0,42*	0,27	0,54	12,81 ; -10,90	0,955	6,05	$t(179)= 2,11, p<0,036$
Relación con la familia	0,37	0,22	0,50	9,98; - 9,62	0,180	5,00	$t(183)= 0,488, p<0,626$
Relación con los amigos	0,35	0,19	0,48	-0,36 ; -15,57	-7,97	3,88	$t(155)= -25,56, p<0,000$
Escuela	0,33	0,15	0,47	6,00; -8,18	-1,09	3,62	$t(114)= -3,22, p<0,002$
Total	0,65**	0,60	0,69	11,04 ; -13,68	-1,32	6,31	$t(300)= -3,63, p<0,000$

*Concordancia moderada (0,40-0,60); ** Buen acuerdo (0,61-0,80)

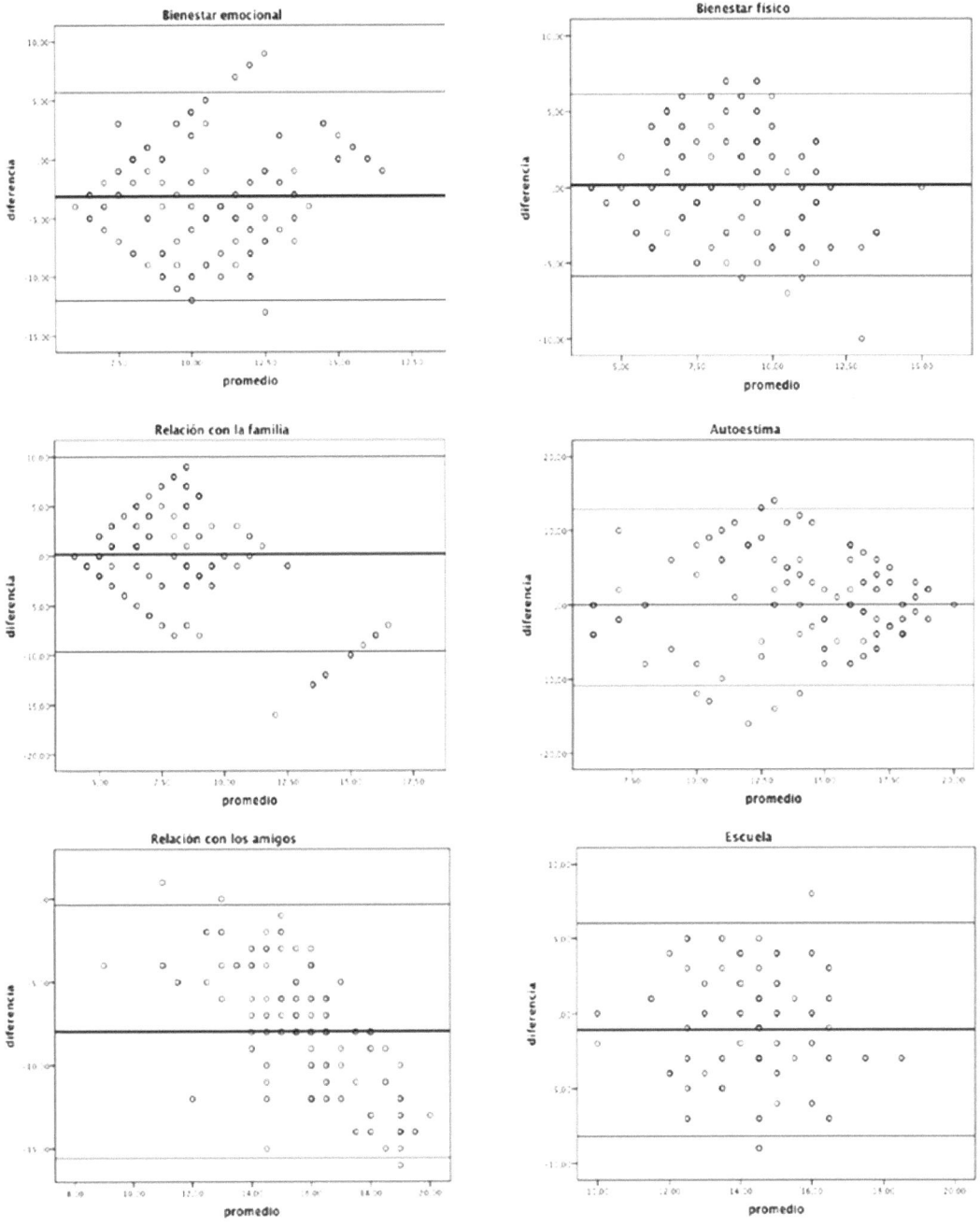

Figura 1. Gráficos de Bland-Altman de límites de concordancia. La línea sólida central significa el promedio de las diferencias; los pares de líneas (por encima y debajo de la central) representan los límites de concordancia.

En el presente estudio, los padres de niños con IC y A informaron de manera distinta las dimensiones de CdV, excepto relación con la familia. Además, los padres de niños con IC informaron una CdV inferior en cuatro dimensiones, excepto relación con los amigos y escuela donde los padres de niños con IC manifestaron mejor relación de sus hijos con los amigos que los de A [$F(5,154)$, gl $(5,55)$, $p<0,035$)] o con el centro educativo [$F(4,683)$, gl$(5,43)$, $p<0,027$], como había emergido en el estudio donde los padres infravaloraron la CdV de los niños [23].

Respecto a la segunda pregunta de investigación, a diferencia de otros estudios [15], existió un buen acuerdo entre los autoinformes de los niños IC y A y los informes parentales de niños con IC y A en la CdV total (0,65) y en la dimensión bienestar físico (0,77) y moderada en el bienestar emocional (0,41) y la autoestima (0,42). En las restantes tres dimensiones de KINDL (relación con la familia, relación con amigos y escuela), el acuerdo fue pobre. Calculada la concordancia para los sujetos evaluando la variabilidad de sus diferencias, la concordancia fue mejor en las dimensiones bienestar físico, bienestar emocional o escuela en uno o ambos modelos de KINDL (autoinformes o informes parentales) y una baja precisión de las dimensiones autoestima, relación con los amigos o relación con la familia.

CONCLUSIONES

Este estudio buscó ampliar el debate científico sobre la CdV en niños implantados o que usaban audífonos. Los niños con IC percibieron la CdV, medida por el cuestionario KINDL, de forma distinta y con puntajes inferiores respecto de los niños con A. Se pudo constatar que hubo un buen acuerdo entre los autoinformes de los niños con IC y con A y los informes de sus padres en la CdV total y en la dimensión Bienestar físico; moderado acuerdo en bienestar emocional y autoestima, y pobre acuerdo en las dimensiones relación con la familia, relación con los amigos y escuela. Estos hallazgos servirán para crear estrategias de asesoramiento familiar sobre las necesidades de salud, sociales y educativas de los niños con IC y A.

AGRADECIMIENTOS

Este estudio forma parte del proyecto titulado: Implante coclear en Canarias: investigación sobre inclusión educativa, recursos y servicios tecnológicos y percepciones de calidad de vida familiar, financiado por la Fundación Obra Social CajaCanarias y finalizado en febrero de 2018 (CSOCSED03) a quién agradecemos el apoyo prestado. También agradecemos su colaboración a la Dirección General de Ordenación, Innovación y Promoción Educativa del Gobierno de Canarias, al Complejo Hospitalario Universitario Insular Materno Infantil del Servicio Canario de Salud, a la Asociación de Implantados Cocleares de Canarias y a los niños y niñas y a sus padres participantes en el presente estudio.

BIBLIOGRAFÍA

1. Ravens-Sieberer U, Bullinger M. Assessing health-related quality of life in chronically ill children with the German KINDL: first psychometric and content analytical results. Qual Life Res. 1998;7:399-407.

2. Hintermair M. Health-related quality of life and classroom participation of deaf and hard-of-hearing students in general schools. J Deaf Stud Deaf Educ. 2011;16(2):254-71.

3. Edwards L, Hill T, Mahon M. Quality of life in children and adolescents with cochlear implants and additional needs. Int J Pediatr Otorhinolaryngol. 2012;76(6):851-857.

4. Huber M. Health-related quality of life of Austrian children and adolescents with cochlear implants. Int J Pediatr Otorhinolaryngol. 2005;69(8):1089-101.

5. Neumann S, Salm S, Rietz Ch, Stenneken P. The German Focus on the Outcomes of Communication Under Six (FOCUS-G): Reliability and Validity

of a Novel Assessment of Communicative Participation. J Speech Lang Hear Res. 2017;60:675-81.

6. Rajmil L, Serra-Sutton V, Fernández-López J, Berra S, Aymerich M, Cieza A, Ferrer M, Bullinger M, Ravens-Sieberer U. Versión española del cuestionario de calidad de vida relacionada con la salud en población infantil y de adolescentes: el KINDL. An Pediatr. 2004;60(6): 514-21.

7. Pérez-Zaballos MT, Ramos-Macías Á, Pérez-Placencia D, Borkoski SA, Ramos Á. LifeQuestionnaire. A new tool for the evaluation of quality of life in patients with hearing loss-using WhatsApp. Eur Ann Otorhinolaryngol Head Neck Dis. 2016;133:S44-S49.

8. Alegre OM. Investigación sobre la inclusión y calidad de vida de estudiantes con implante coclear en Canarias. 2018. Sevilla: @rea digital, 2.0, SL.

9. Wee HL, Lee WR, Ravens-Sieberer U, Erhart M, Li SC. Validation of the English version of the KINDLÒ generic children's health-related quality of life instrument for an Asian population – results from a pilot test. Qual Life Res. 2005;14:1193-200.

10. Stevanovic D. Serbian KINDL questionnaire for quality of life assessments in healthy children and adolescents: repro- ducibility and construct validity. Health Qual Life Out. 2009;7:79.

11. Stevanovic D, Tadic I, Novakovic T, Kisic-Tepavcevic D, Ravens-Sieberer U. Evaluating the Serbian version of the KIDSCREEN quality-of-life questionnaires: reliability, validity, and agreement between children's and parents' ratings. Qual Life Res. 2013;22(7):1729-37.

12. Christophersen KA, Helseth S, Lund T. A generalizability study of the Norwegian version of KINDLR in a sample of healthy adolescents. Qual Life Res. 2008;17(1):87-93.

13. Lee PH, Chang LI, Ravens-Sieberer U. Psychometric evaluation of the Taiwanese version of the Kiddo-kINDL generic children's health-related quality of life instrument. Qual Life Res. 2008;17:603-11.

14. Warner-Czyz AD, Loy B, Tobey EA, Nakonezny P, Roland PS. Health-related quality of life in children and adolescents who use cochlear implants. Int J Pediatr Otorhinolaryngol. 2011; 75(1):95-105.

15. Sakiz H, Sart ZH, Börkan B, Korkmaz B, Babür N. Quality of Life of Children with Learning Disabilities: A Comparison of Self-Reports and Proxy Reports. Learn Disabil Res Pract. 2015;30(3):114-26.

16. Meserole RL, Carson ChM, Riley AW, Wang NY, Quittner AL, Eisenberg LS, Tobey EA, Francis HW, Niparko JK. Assessment of health-related quality of life 6 years after childhood cochlear implantation. Qual Life Res. 2014;23(2):719-31.

17. Warner-Czyz AD, Loy B, Roland PS, Tong L, Tobey EA. Parent versus child assessment of quality of life in children using cochlear implants. Int J Pediatr Otorhinolaryngol. 2009;73(10):1423-29.

18. Peñaranda A, Mendieta JC, Perdomo JA, Aparicio ML, Marín LM, García JM, Baron C. Beneficios económicos del implante coclear para la hipoacusia sensorineural profunda. Rev Panam Salud Pública. 2012;31(4):325-31.

19. Bullinger M, Brüt AL, y Ravens-Sieberer U. Psychometric properties of the KINDL-R questionnaire: results of the BELLA study. Eur Child Adoles Psy. 2008;17(1):125-32.

20. Rajmil L, Berra S, Estrada MD, Serra-Sutton V, Rodriguez M, Borrel C, Riley A, Starfield B. Versión española del perfil de salud infantil, cuestionario para padres y madres: Child Health and Illness Profile-Child Edition Parent Report form (CHIP-CE/PRF). Gac Sanit. 2004;18(4):305-311.

21. Huber M. Health-related quality of life of Austrian children and adolescents with cochlear implants. Int J Pediatr Otorhinolaryngol. 2005;69(8):1089-101.

22. Loy B, Warner-Czyz AD, Tong L, Tobey EA, Roland PS. The children speak: An examination of the quality of life of pediatric cochlear implant users. Otolaryngol Head Neck Surg. 2010;142(2):247-53.

23. Razafimahefa-Raoelina T, Farinetti A, Nicollas R, Triglia JM, Roman S, Anderson L. Auto- et hétéroévaluation de la qualité de vie des enfants implantés cochléaires. Ann fr Oto-rhino-laryngol Pathol Cervico-fac. 2016;133(1):29-33.

eISSN 2444-7986

DOI: https://doi.org/10.14201/orl.19366

ARTÍCULO DE REVISIÓN

INVESTIGACIÓN BIBLIOGRÁFICA SOBRE LA ATENCIÓN DE ENFERMERÍA EN LA LARINGECTOMÍA TOTAL

Bibliographic research on nursing care in total laryngectomy

Sara LEÓN-FERNÁNDEZ[1]; Jose Luis PARDAL-REFOYO[2]

[1]*Grado en Enfermería. Escuela Universitaria de Enfermería de Zamora (Universidad de Salamanca). Zamora. España.*
[2]*Hospital Universitario de Salamanca. Servicio de Otorrinolaringología y Patología Cérvico-Facial. Salamanca. España.*

Correspondencia: saritaleon_85@hotmail.com

Fecha de recepción: 24 de octubre de 2018
Fecha de aceptación: 15 de noviembre de 2018
Fecha de publicación: 2 de diciembre de 2018
Fecha de publicación del fascículo: 1 de junio de 2019

RESUMEN: Introducción: El cáncer de laringe se encuentra en sexto lugar en relación con la mortalidad por cáncer en España en varones. La extirpación total de la laringe es una opción frecuente de tratamiento en los carcinomas en estadios III y IV. Objetivo: Identificar la mejor evidencia en cuidados de enfermería al paciente laringectomizado. Método: revisión bibliográfica sistemática en el período 2008-2018, siguiendo los criterios de inclusión establecidos. Resultados: Se incluyeron 21 artículos que trataban sobre cuidados de enfermería tras la laringectomía total. Discusión: Los campos de actuación de enfermería en la actualidad son 6 según la literatura hallada. Existe discordancia en ciertas maneras de abordar las necesidades alteradas. Conclusiones: Es importante realizar un entrenamiento del personal de enfermería para mejorar su apoyo emocional y educacional. Las curas en ambiente húmedo, la nutrición enteral precoz y la alimentación oral temprana, la voz traqueoesofágica con prótesis fonatoria y el intercambiador de calor y humedad son las mejores formas de restaurar las necesidades alteradas según la evidencia encontrada.

PALABRAS CLAVE: laringectomía total; paciente laringectomizado; atención de enfermería; práctica basada en la evidencia.

INVESTIGACIÓN BIBLIOGRÁFICA SOBRE LA ATENCIÓN
DE ENFERMERÍA EN LA LARINGECTOMÍA TOTAL
LEÓN-FERNÁNDEZ S Y PARDAL-REFOYO JL

SUMMARY: Introduction: laryngeal cancer is in sixth place in relation to the cancer mortality in Spain in males. The total extirpation of the larynx is a frequent treatment option in stage III and IV carcinomas. Objective: To identify the best evidence in nursing care to the laryngectomized patient. Method: Systematic review in the period 2008-2018, following the established inclusion criteria. Results: 21 articles dealing with nursing care after total laryngectomy were included. Discussion: The fields of nursing action are currently 6 according to the literature found. There is disagreement in certain ways of addressing the needs altered. Conclusions: it is important to train the nursing staff to improve their emotional and educational support. Cures in a humid environment, early enteral nutrition and early oral feeding, the tracheoesophageal voice with voice prosthesis and the heat and humidity exchanger are the best ways to restore the altered needs according to the evidence found.

KEYWORDS: total laryngectomy; laryngectomized patient; nursing care; evidence-based practice.

INTRODUCCIÓN

La laringe es un órgano tubular y hueco conformado por un esqueleto fibrocartilaginoso móvil que se encuentra situado entre la base de la lengua hasta la tráquea (a nivel de las 4ª, 5ª y 6ª vértebras cervicales) cuyas funciones son la fonación, puesto que en su interior encontramos las cuerdas vocales, y la respiración [1].

El cáncer de laringe se encuentra en sexto lugar en relación con la mortalidad por cáncer en España en varones. Dicho tipo de carcinoma consiste en la proliferación anormal y sin control de las diferentes formas celulares que conforman los tejidos laríngeos, siendo la más frecuente la afectación de la mucosa, que da lugar al carcinoma escamoso o epidermoide [2].

Según los últimos estudios epidemiológicos realizados por la *International Agency for Researchon Cancer (IARC)* durante el 2012, la incidencia estimada de cáncer laríngeo en la Unión Europea fue de 25.195 casos en varones y de 3.141 casos en mujeres; y la mortalidad estimada fue de 10.956 casos en varones y de 1.292 casos en mujeres [3]. En España, los datos epidemiológicos recogidos por la Sociedad Española de Oncología Médica (SEOM) durante el 2017, establecen una incidencia estimada de 3.139 casos en varones y de 285 casos en mujeres; y la mortalidad estimada en el año 2016 fue de 1.228 casos en varones y de 92 casos en mujeres [4].

Según esta epidemiología, el cáncer laríngeo predomina en España en el sexo masculino con una relación de 10:1. Además, está relacionado de forma directa con el hábito tabáquico, puesto que está presente en el 94% de los pacientes con un diagnóstico establecido [2,4].

Para determinar qué tipo de tratamiento es el más adecuado para tratar el carcinoma laríngeo, se deben valorar una serie de factores tales como el estado general del paciente, su sexo, su edad, si tiene enfermedades concomitantes, la localización, el grado y el estadio de la patología. Según el resultado que indiquen los factores de riesgo citados, se decide la terapia más apropiada. Las modalidades terapéuticas más utilizadas son [5]:

- Radioterapia: la radioterapia de intensidad modulada (IMRT) u otras técnicas conformes a ésta pueden ser utilizadas dependiendo del estadio del tumor, su localización, la formación y/o experiencia del médico y del apoyo físico posterior disponible.
- Quimioterapia: suele utilizarse en combinación con radioterapia, proporcionando radiación en el tumor primario y administrando Cisplatino, Carboplatino o Cetuximab en aquellos pacientes con extensión local.
- Cirugía: la decisión de realizar una laringectomía total (respetando los principios de extirpación con propósito curativo y preservación de la función), o una cirugía de

conservación laríngea (hemilaringectomía, laringectomía supraglótica, cirugía robótica transoral mediante microcirugía láser o video-endoscopia -TORS o TOUSS-) depende de los límites del tumor primario, de su accesibilidad y de si existen estructuras cercanas afectadas.

La laringectomía total es una técnica quirúrgica que consiste en la extirpación completa de la laringe, generalmente por carcinomas laríngeos localmente avanzados en estadio III y IV, que puede asociarse a vaciamiento ganglionar y extirpación de todas aquellas estructuras vecinas afectadas.

Al extirpar en su totalidad la laringe es necesario que el paciente respire a través de un orificio permanente realizado en la tráquea, denominado traqueostoma, lo que le conlleva trastornos físicos (estéticos) y psicológicos en el paciente. La pérdida del aparato fonatorio, de igual manera, le somete a graves trastornos psicológicos debido a la falta de la comunicación verbal en las etapas tempranas postoperatorias [6].

Durante dichas etapas, el traqueostoma irá cicatrizando y, en ausencia de complicaciones posquirúrgicas, el paciente podrá realizar diferentes técnicas de rehabilitación de la voz que dependerán de su situación psicosocial y económica. En la actualidad, los tres métodos de rehabilitación más utilizados son [7]:

- Voz esofágica o erigmofónica: tragando aire, se da como resultado una especie de eructo controlado por la voz y producido por la vibración que ese aire ocasiona en el segmento faringoesofágico y cavidad oral.
- Voz con laringófono: dispositivo electrónico que emite una vibración al colocarlo sobre el cuello y, gracias a esta, cuando el paciente articula una palabra con la boca, se produce una voz "robótica".
- Voz traqueoesofágica: dispositivo que se coloca en la pared traqueoesofágica (prótesis fonatoria) y permite que el aire que entra por el traqueostoma se dirija hacia el esófago para conseguir el sonido que será emitido por la boca.

Otras consecuencias de la laringectomía total, aunque menos relevantes en comparación con las descritas anteriormente, son la disminución del sentido del olfato y del gusto (debido a la desconexión de la boca y la nariz del tracto respiratorio inferior), la disminución de la fuerza para levantar pesos y la dificultad en la contracción del abdomen al toser, orinar o defecar (ambas debidas a la imposibilidad de realizar Valsalva) [8].

Además de estas consecuencias inherentes a la propia intervención, pueden aparecer complicaciones como las siguientes:

Emergencias en el postoperatorio inmediato [9]:

- Hemorragia: se prevé un sangrado limitado ya que la zona cervical está muy vascularizada, pero si este sangrado es más voluminoso de lo previsto, hay que actuar inmediatamente puesto que puede deberse a una necrosis de los vasos por una excesiva presión del balón de la cánula traqueal, a una colocación inadecuada de la misma, a una hiperextensión de la cabeza o, en el caso más grave de todos, a una erosión de la arteria innominada, lo cual produciría un sangrado de mayor cuantía y gravedad.
- Decanulación accidental: puede producirse una decanulación completa, donde el traqueostoma puede cerrarse espontáneamente (aunque es infrecuente en este periodo), o producirse un desplazamiento. En ambos casos, el paciente sufre la pérdida de la vía respiratoria.
- Obstrucción de la cánula traqueal: generalmente producida por la creación de un tapón mucoso en el extremo distal del tubo de la cánula traqueal.

Complicaciones en el postoperatorio temprano [9]:

- Infección: sobre todo infecciones respiratorias e infecciones del estoma debido a la pérdida de la solución de continuidad en la piel.

- Sangrado: por erosiones de la pared traqueal debido a aspiraciones demasiado frecuentes.
- Erosión de la piel periostomal: debido a una tracción hacia abajo continua de la cánula traqueal se produce retraso y dificultad en la cicatrización del traqueostoma.
- Fístula traqueoesofágica: perforación de la tráquea y del esófago, originándose una comunicación entre ellos por la que penetran restos alimenticios en el interior del tubo de la cánula.

Complicaciones en el postoperatorio tardío:

- Traqueomalacia: descomposición de la estructura de la tráquea como consecuencia de una presión alta y sostenida del balón de la cánula traqueal, haciendo que sus paredes queden débiles y flácidas [9].
- Estenosis del traqueostoma: estrechamiento del orificio ostomal con necesidad de una dilatación progresiva mediante cánulas de diámetros consecutivos o de una reintervención quirúrgica para aumentar su luz, ya que el traqueostoma estenótico compromete el flujo aéreo y la capacidad del paciente para eliminar las secreciones [10].

Tras describir las distintas consecuencias y complicaciones que pueden ocurrir tras una laringectomía total y, teniendo presente que la tendencia va disminuyendo, pero es aún una técnica frecuente (representa el 14.82% de las cirugías practicadas en la laringe) [11], se pone de manifiesto la justificación de revisar la literatura científica disponible para poder encontrar la mejor evidencia de la atención sanitaria que la enfermería debe ofrecer a los pacientes.

MATERIAL Y MÉTODO

Se realizó una búsqueda sistemática de la bibliografía científica consultando las bases de datos PubMed (https://www.ncbi.nlm.nih.gov/pubmed/), Biblioteca Cochrane Plus: (http://www.bibliotecacochrane.com/BCPMain.asp), Scopus (https://www.scopus.com/).

CUIDEN: http://www.index-f.com/new/cuiden/), Cinahl (https://www.ebscohost.com/nursing/products/cinahl-databases/cinahl-complete), The Joanna Briggs Institute (http://es.connect.jbiconnectplus.org/), Epistemonikos (https://www.epistemonikos.org/es/), TripDatabase (https://www.tripdatabase.com/), WorldCat: (https://www.worldcat.org/), ENFISPO (http://alfama.sim.ucm.es/isishtm/enfispo/), RNAO: (http://rnao.ca/), GuiaSalud (http://portal.guiasalud.es/web/guest/home), Scielo (http://www.scielo.org/php/index.php?lang=es).

Se utilizaron las palabras y los descriptores incluidos como términos MesH en inglés (https://www.ncbi.nlm.nih.gov/mesh) y sus equivalentes DeCS en castellano (http://decs.bvs.br/) que se resumen en la Tabla 1.

Tabla 1. Palabras naturales, DeCS y MesH.

Palabra	DeCS	MeSH
Laringectomía	Laringectomía	Laryngectomy
Laringectomía total	-	-
Laringectomizado total	-	-
Cuidados de enfermería	Enfermería	Nursing Care

Criterios de inclusión: trabajos de investigación en español, inglés o francés con una antigüedad igual o inferior a 10 años (desde 2008 hasta 2018), que estuvieran metodológicamente estructurados (guías de práctica clínica, informes basados en la evidencia, revisiones sistemáticas, ensayos clínicos, revisiones bibliográficas, procesos y procedimientos, estudios observacionales, prospectivos, descriptivos y transversales) y que cuyos pacientes estudiados fueran adultos de ambos sexos con o sin enfermedades concomitantes y con necesidad de cuidados posoperatorios tras una laringectomía total.

Los términos y estrategias de búsqueda utilizados en las diferentes bases de datos se resumen en la Tabla 2 (ver Anexo 1).

RESULTADOS

Los estudios que se incluyeron en los criterios de inclusión para la realización de esta síntesis cualitativa fueron 22, en los que, en orden descendente de evidencia, se encuentran: 1 guía de práctica clínica, 3 informes basados en la evidencia, 1 revisión sistemática, 1 ensayo clínico controlado aleatorizado, 4 revisiones bibliográficas, 1 proceso de atención de enfermería, 1 procedimiento de enfermería, 1 artículo original, 3 estudios observacionales, 4 estudios prospectivos, 1 estudio descriptivo y 1 estudio transversal.

En la Figura 1 se reflejan las etapas de la búsqueda bibliográfica mediante diagrama de flujo

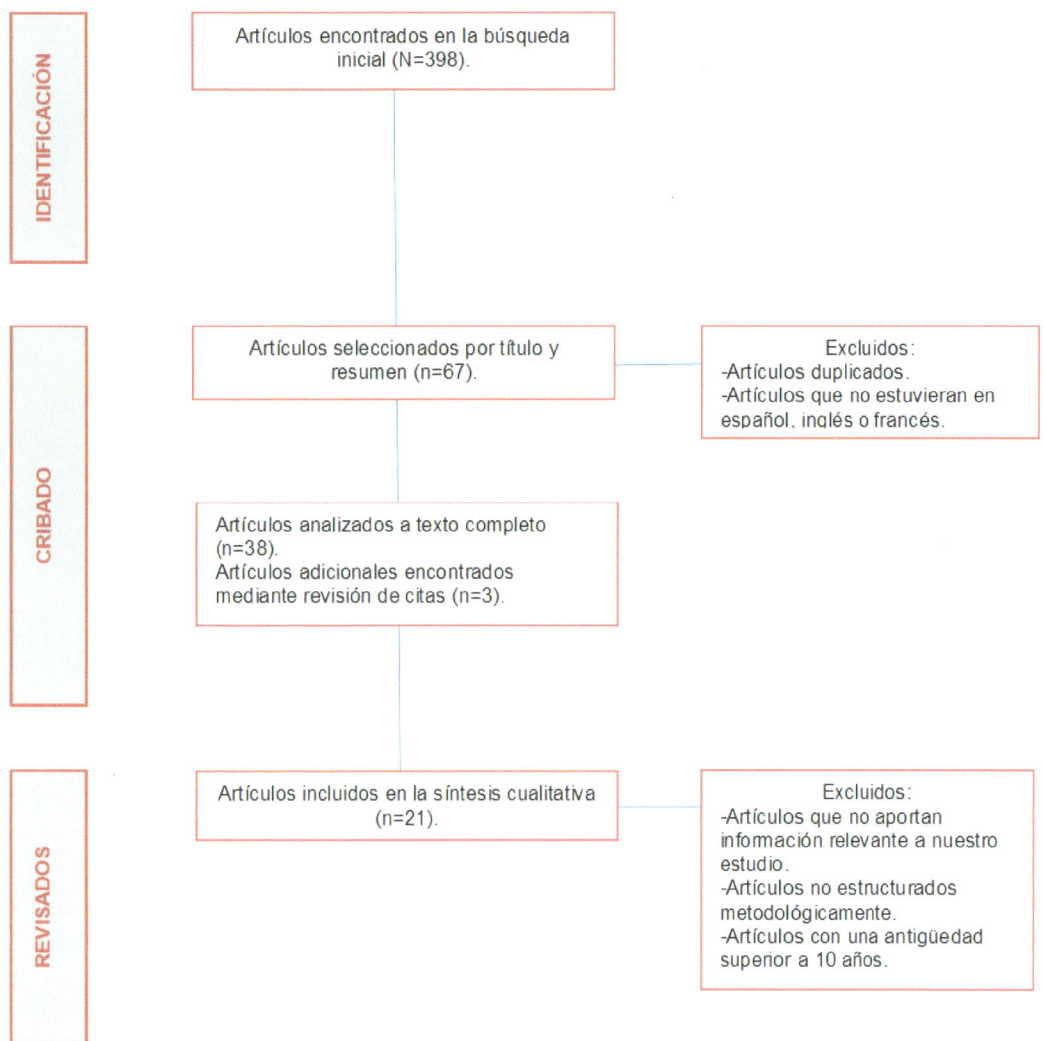

Figura 1. Diagrama de flujo de la búsqueda bibliográfica.

según la declaración PRISMA *(Preferred Reporting Items for Systematic Reviews,* http://www.prisma-statement.org/).

En la Tabla 3 (ver Anexo 2) se recogen las características y las observaciones principales por las que se ha decidido incluir los estudios en esta síntesis cualitativa.

DISCUSIÓN

Las funciones de enfermería integradas en el tratamiento de los pacientes laringectomizados no solo van encaminadas a la práctica asistencial, sino al cuidado integral de éstos.

Dentro de estas funciones supone un mayor peso la educación para la salud, ya que será el pilar sobre el que se fundamentará la mejoría en la calidad de vida basado en el conocimiento que obtendrán los pacientes para el afrontamiento en el cambio radical en sus hábitos diarios. El resto de las áreas son también importantes a la hora de restaurar las necesidades alteradas.

Según la literatura encontrada, los campos de actuación en los que participa en mayor medida la enfermería en la actualidad son los que se resumen en la Tabla 4.

Tabla 4. Campos de actuación de enfermería.

Campos de actuación	Artículos
Formación del personal de enfermería	[12–17]
Educación para la salud	[17–21]
Cuidados de la herida quirúrgica y del estoma	[22–25]
Comunicación y rehabilitación de la voz	[22,26,27]
Nutrición enteral y alimentación oral	[22,28–31]
Humidificación	[32,33]

Formación del personal de enfermería

En general, cuando no es habitual tratar a pacientes laringectomizados, los conocimientos sobre los cuidados apropiados son pobres [12]. Para que la asistencia ofrecida por el personal de enfermería sea la más adecuada, la literatura describe que las formas más eficaces de mejorarla son mediante la estandarización de estos cuidados [13] y la valoración continua y la individualización de los planes de cuidados [14]. Otro método eficaz es realizar un entrenamiento mediante auditorías y materiales de educación basados en la evidencia, demostrando una mejora considerable tanto en la práctica asistencial como en la educación sobre los autocuidados que se debe realizar al alta del paciente [15]. Como ayuda para su realización y, sobre todo, en los casos de emergencias de la vía aérea, pueden colocarse en el cabecero de la cama correspondiente a cada paciente los algoritmos de actuación [16]. La Sociedad Española de Otorrinolaringología y Cirugía de Cabeza y Cuello recoge todos los conocimientos que deben adquirir los profesionales encargados de estos pacientes [17].

Educación para la salud

Para que todo el trabajo realizado durante la estancia hospitalaria no sea en vano y los pacientes puedan seguir mejorando su calidad de vida y no tengan riesgo de sufrir complicaciones a largo plazo, hay evidencia de que comenzar a ofrecer información antes de la intervención quirúrgica reduce considerablemente la ansiedad, influyendo de forma directa y positiva en el nivel de autocuidados [17,18]. La educación sobre las formas en las que deberán realizarse la higiene del estoma, la nutrición, la rehabilitación de la voz y los nuevos hábitos de vida saludable una vez practicada la laringectomía es importante que comience durante la estancia hospitalaria para que los pacientes puedan valerse por sí mismos o sus familiares. Además, para que haya las menos dudas posibles, la información ofrecida debe ser en forma de recomendaciones detalladas por escrito e ilustradas [19,20]. Una vez que estén en su domicilio, si les surgen dudas que no puedan contestar con la información ofrecida por el hospital, un método que pueden utilizar es un programa informático denominado *In Tune without Cords,* que no solo ofrece información sobre todas las necesidades alteradas tras la laringectomía, sino que incluye vídeos e imágenes de ejercicios para mejorar en la rehabilitación [21].

Cuidados de la herida quirúrgica y del estoma

Existe discordancia en los tratamientos de la herida quirúrgica una vez que el paciente laringectomizado se encuentra en la planta de hospitalización. La literatura describe tanto la realización de una cura seca mediante solución salina, desinfectante y apósitos de gasa [22]; como la realización de una cura en ambiente húmedo mediante solución salina, desinfectante, ungüento antiinflamatorio (Menaderm simple® ungüento), apósito hidrocoloide con plata iónica (Aquacel® Ag), apósito secundario de espuma (Mepilex®) y vendaje si se precisa [23]. Para el cuidado diario del estoma que realizará el paciente una vez se encuentre fuera del hospital, la literatura hallada recomienda una cura seca mediante solución salina, agua y jabón o desinfectante y un secado minucioso para que la piel periostomal no quede húmeda y pueda macerarse [24,25].

Comunicación y rehabilitación de la voz

Uno de los métodos de comunicación que la literatura ofrece se conoce como Pictorrino®, una herramienta diseñada mediante pictogramas que muestra las posibles necesidades o preocupaciones que los pacientes puedan tener para que puedan comunicarse en las primeras fases postoperatorias [26]. Para poder apoyar a los pacientes en la elección de la mejor manera de rehabilitación de la voz, la literatura detalla que todos los profesionales que se encargan de sus cuidados deben conocerlos, así como sus ventajas o limitaciones. La voz erigmofónica es la primera opción debido a su escaso coste, pero tiene un alto grado de dificultad y por ello muchos pacientes no consiguen utilizarla [22]. Valorando todos los pros y los contras, la voz traqueoesofágica con prótesis fonatoria es la mejor

opción para una rehabilitación eficaz, pero tiene como limitaciones que la prótesis se implanta de manera quirúrgica por primera o segunda intención y que suelen tener que recambiarse periódicamente [27].

Nutrición enteral y alimentación oral

En cuanto a la nutrición, la literatura demuestra que antes de la laringectomía los pacientes ya sufren de una considerable pérdida de peso, la cual se ve acentuada en el postoperatorio. Si en este periodo no se cuidan las necesidades nutritivas de los pacientes, la formación de una fístula faringocutánea puede facilitar la aparición de una grave pérdida de peso [28]. La formación no solo de la citada, sino de las demás complicaciones postoperatorias que pueden surgir es debida al aumento de la demanda de energía que el cuerpo necesita para recuperarse, hecho que puede mejorarse con el comienzo precoz de la nutrición enteral (comienzo entre las 24-36 horas tras la intervención quirúrgica) [29]. Además de la nutrición enteral temprana, la aplicación de un protocolo de insulinoterapia durante las primeras 24 horas postoperatorias para mantener una constancia en las cifras de glucemia mejora la recuperación [30]. Para la incorporación de la alimentación oral, la práctica actual la inicia entre el 7-14 día postoperatorio para evitar que la deglución provoque la formación de una fístula faringocutánea, pero la literatura demuestra que un inicio precoz, es decir, antes del día 7, no produce un mayor riesgo de que surja esta complicación [31]. En general, los cuidados de enfermería en cuanto a la nutrición van encaminados a un correcto mantenimiento de la sonda nasogástrica, a una correcta administración de la nutrición enteral y al fomento y educación de la dieta en el período de la alimentación oral [22].

Humidificación

Es necesario que haya un adecuado nivel de humedad alrededor del paciente para fluidificar las secreciones y que éstas no ocluyan la cánula. Según la literatura, el mejor método para ello es mediante un intercambiador de calor y humedad, que consiste en un filtro que recoge la humedad y el calor emitidos en la espiración y los incorpora en la inspiración siguiente [32]. Otras medidas que pueden aplicarse cuando no se dispone de estos filtros son emplear nebulizadores, cubrir el estoma con una gasa húmeda, utilizar humidificadores externos en casa (sobre todo en el dormitorio en las horas de sueño), verter una pequeña cantidad de suero fisiológico a través del estoma y beber una gran cantidad de líquidos [33].

CONCLUSIONES

Queda constatado el papel de la enfermería como pilar en el apoyo emocional y educacional de los autocuidados que los pacientes laringectomizados deben aprender.

Es importante realizar un entrenamiento del personal enfermero, bien en forma de auditorías o de prácticas, para mejorar la asistencia integral.

La mejor evidencia para realizar las curas de la herida quirúrgica es mediante una cura en ambiente húmedo, pese a la falta de acuerdo en la literatura revisada.

La nutrición y la comunicación son las necesidades básicas que se ven más alteradas tras la laringectomía y las que más frustración y preocupación causan.

La nutrición enteral precoz y la alimentación oral temprana antes del séptimo día posquirúrgico mejoran las necesidades energéticas de los pacientes sin riesgo de desarrollar una fístula traqueoesofágica.

La voz traqueoesofágica con inserción de prótesis fonatoria es el método de rehabilitación vocal más eficaz.

El intercambiador de calor y humedad es el mejor método para conseguir un nivel apropiado de humidificación.

DECLARACIÓN DE INTERESES

Los autores declaran que el contenido del artículo procede en su mayoría del Trabajo Fin de Grado presentado por la primera autora el día 16/05/2018 para la obtención del título de Grado en Enfermería por la Universidad de Salamanca.

BIBLIOGRAFÍA

1. Gil de Bernabé Ortega E, García Gil C, Muñoz Agel F, Delás Amat J, Alegre de Miquel M, Soler Masana JM. Manual de anatomía y fisiología. Barcelona: Monsa; 2011.

2. Oncología.es [Internet]. Pontevedra: Blue Networks SL; 2007. Cáncer de laringe. [citado 19 Feb 2018]. Disponible en: http://www.oncologia.es/laringe.php

3. GLOBOCAN 2012 Estimated Cancer Incidence, Mortality and Prevalence Worldwide in 2012 [Internet]. Lyon: WHO, International Agency for Research on Cancer; 2012 [citado 19 Feb 2018]. Disponible en: http://globocan.iarc.fr/Pages/summary_table_pop_sel.aspx

4. Sociedad Española de Oncología Médica. Las cifras del cáncer en España [Internet]. Madrid: SEOM, 2018. [citado 19 Feb 2018]. Disponible en: https://seom.org/seomcms/images/stories/recursos/Las_Cifras_del_cancer_en_Espana2018.pdf

5. NCCN Clinical Practice Guidelines in Oncology: Head and Neck Cancer [Internet]. Plymouth Meeting: National Comprehensive Cancer Network; Feb 15, 2018. [citado 14 Nov 2018]. Disponible en: http://oncolife.com.ua/doc/nccn/Head_and_Neck_Cancers.pdf

6. Chinski L. Cirugías de la Laringe: Laringectomía Total [actualizado 20 Nov 2014; citado 19 Feb 2018] En: Cechin, Centro de Otorrinolaringología Dr. Chinski [Internet]. Buenos Aires: Cechin. Disponible en: http://www.cechin.com.ar/laringectomia-total/

7. González Guzmán M. Elaboración de guía de cuidados de enfermería al paciente laringectomizado [trabajo fin de grado en Internet]. Santa Cruz de Tenerife: Universidad de La Laguna, Facultad de Enfermería; curso 2015-16 [citado 20 Feb

2018]. Disponible en: https://riull.ull.es/xmlui/bitstream/handle/915/3730/ELABORACION%20DE%20GUIA%20DE%20CUIDADOS%20DE%20ENFERMERIA%20AL%20PACIENTE%20LARINGECTOMIZADO.pdf?sequence=1

8. Mumovic G, Hocevar-Boltezar I. Olfaction and gustation abilities after a total laryngectomy. Radiol Oncol [Internet]. 2014 [citado 19 Feb 2018]; 48 (3): 301-6. Disponible en: https://www.degruyter.com/downloadpdf/j/raon.2014.48.issue-3/raon-2013-0070/raon-2013-0070.pdf

9. Morris LL, Whitmer A, Mcintosh E. Tracheostomy Care and Complications in the Intensive Care Unit. Crit Care Nurse [Internet]. 2013 [citado 19 Feb 2018]; 33 (5): 18-30. Disponible en: http://ccn.aacnjournals.org/content/33/5/18.long

10. Alvarado Namén NA, Villegas González J, Torres Guerrero A. Plastia de estoma traqueal esténótico en un paciente laringectomizado. Acorl [Internet]. 2014 [citado 19 Feb 2018]; 42 (3): 164-9. Disponible en: https://www.acorl.org.co/articulos/150610121008.pdf11.

11. Ministerio de Sanidad Asuntos Sociales e Igualdad. Portal Estadístico. Área de Inteligencia de Gestión. Conjunto Mínimo Básico de Datos-Hospitalización (CMBD-H)-Procedimientos (SNS). Capítulo-Categoría CIE9MC. [citado 24 Abr 2018]. Disponible en: http://pestadistico.inteligenciadegestion.msssi.es/publicoSNS/comun/Cubo.aspx?IdNodo=6392

12. McDonough K, Crimlisk J, Nicholas P, Cabral H, Quinn EK, Jalisi S. Standardizing nurse training strategies to improve knowledge and self-efficacy with tracheostomy and laryngectomy care. Appl Nurs Res. 2016;32:312-6.

13. Wu P. Postoperative care of total laryngectomy patients in the ward: a best practice implementation project. JBI Database of Systematic Reviews & Implementation reports. 2014;12(11):413-23.

14. Capuz Sendra S. Proceso de atención de enfermería al paciente laringectomizado. Enferm Integral. 2008;(8):58-61.

15. Chunyi G. Total laryngectomy discharge planning in an acute hospital setting in China: a best implementation project. JBI Database of Systematic Reviews & Implementation reports. 2014;12(11):439-54.

16. McGrath BA, Bates L, Atkinson D, Moore JA. Multidisciplinary guidelines for the management of tracheostomy and laryngectomy airway emergencies. Anaesthesia. 2012;67:1025-41.

17. Díaz de Cerio Canduela P, Arán González I, Barberá Durban R, Sistiaga Suárez A, Tobed Secall M, Parente Arias PL. Rehabilitación del paciente laringectomizado. Recomendaciones de la sociedad Española de Otorrinolaringología y Cirugía de Cabeza y Cuello. Acta Otorrinolaringol Esp. 2018. https://doi.org/10.1016/j.otorri.2018.01.003

18. Flórez-Almonacid CI, Jurado Ramos A, Rodriguez-Borrego MA. Level of anxiety versus self-care in the preoperative and postoperative periods of total laryngectomy patients. Rev Lat Am Enfermagem. 2016;24:1-7.

19. Long Khanh Dao Le, B. Pharm, MPH, MHHSM. Evidence Summary. Laringectomía: vías clínicas. The Joanna Briggs Institute EBP Database, JBI@ Ovid. 2016; JBI5765.

20. Aguasca Giralt I, Bernal Pérez F, Claudel Navarrete E, Cubel Rozalén Y, Gil Ramos C. Recomendaciones de enfermería al alta en pacientes laringectomizados radicales. Ciber Revista -Esp-[Internet]. 2015 [citado 4 Mar 2018];(43):11. Disponible en: http://www.enfermeriadeurgencias.com/ciber/mayo2015/pagina11.html

21. Poza Artés CM, Ruiz Magañas E, Ramos Bosquet G, Ramos Sánchez R, Maldonado Martín I, Martínez Ocaña A. Programa de educación al paciente traqueotomizado. Bibl Lascasas [Internet]. 2008 [citado 4 Mar 2018]; 4(1):1-17. Disponible en: http://www.index-f.com/lascasas/documentos/lc0304.pdf

22. Cnossen IC, Van Uden-Kraan CF, Eerenstein SEJ, Jansen F, Witte BI, Lacko M et al. An online self-care education program to support patients after total laryngectomy: feasibility and satisfaction. Support Care Cancer. 2016;24(3):1261-8.

23. Gómez San José P. Cuidados de enfermería en el paciente laringectomizado [trabajo fin de grado en Internet]. Valladolid: Universidad de Valladolid, Facultad de Enfermería; curso

2016-17 [citado 4 Mar 2018]. Disponible en: https://uvadoc.uva.es/bitstream/10324/24661/1/TFG-H-930.pdf

24. Rodríguez Valiente A, Segovia Gómez T, Roldán Fidalgo A, Bermejo Martínez M, García Berrocal JR. Elaboración de un protocolo para el manejo de la herida quirúrgica en cirugía de cabeza y cuello. Una cura eficaz, efectiva y eficiente en pacientes laringectomizados. Gerokomos. 2014; 25(2):81-9.

25. The Joanna Briggs Institute. Recommended Practice. Laringectomía: Cuidado diario del estoma. The Joanna Briggs Institute EBP Database, JBI@Ovid. 2016; JBI2430.

26. Long Khanh Dao Le, B. Pharm, MPH, MHHSM. Evidence Summary. Laringectomía Estoma Cuidado. The Joanna Briggs Institute EBP Database, JBI@Ovid. 2016; JBI1491.

27. Orduña Benzón AJ, Vicente Bardón JM, Martínez Gago AL, Plaza Mayor G. Comunicación de necesidades en el paciente laringectomizado: Pictorrino (C). Acta Otorrinolaringol Esp. 2009; 60(5):352-6.

28. Shuxin X, Zheng L, Chunyi G, Xiaomeng H. The effectiveness of voice rehabilitation on vocalization in post-laryngectomy patients: a systematic review. JBI Library of Systematic Reviews. 2009; 7(23):1004-35.

29. Flórez-Almonacid CI, Jurado Ramos A, Rodriguez-Borrego MA. Evaluation of the nutritional profile of patients with total laryngectomy. e-SPEN journal [Internet]. 2013 [citado 4 Mar 2018]; 8:229-34. Disponible en: http://clinicalnutritionespen.com/article/S2212-8263(13)00076-6/pdf

30. Rodríguez Hernández AJ. Revisión bibliográfica sobre los beneficios del soporte nutricional enteral en pacientes laringectomizados. Rev ENE Enferm. 2008; (3):16-9.

31. Reynaldo Alarcón J. Implicación activa de enfermería en la prevención de las complicaciones en el postoperatorio del paciente laringectomizado: revisión narrativa. [trabajo fin de grado en Internet]. Soria: Universidad de Valladolid, Facultad de Enfermería; curso 2013-14 [citado 4 Mar 2018]. Disponible en: https://uvadoc.uva.es/bitstream/10324/7127/1/TFG-O%20223.pdf

32. Mc Millan M, Martin S, Jordan Z. Recommencing oral feeding and the risk of pharyngocutaneous fistula formation following total laryngectomy. JBI Database of Best Information Sheets and Technical Reports. 2014;18(5):1-5

33. Mérol JC, Charpiot A, Langagne T, Hémar P, Ackerstaff AH, Hilgers FJM. Randomized controlled trial on postoperative pulmonary humidification after total laryngectomy: external humidifier versus heat and moisture exchanger. Laryngoscope. 2012;122:275-81.

ANEXO 1

Tabla 2. Términos de búsqueda/estrategias utilizadas.

Base de datos	Fecha	Términos de búsqueda/estrategias de búsqueda	Resultados/ Válidos tras leer el título y el resumen	Válidos finalmente
GuiaSalud	24/02/2018	"laringectomía total"	0	
RNAO		"laringectomía total"	0	
Tripdatabase		«total laryngectomy»	8/0	
Epistemonikos	25/02/2018	(title:(total laryngectomy) OR abstract:(total laryngectomy)) AND (title:(nursing care) OR abstract:(nursing care))	4/3	
		(title:(laringectomía total) OR abstract:(laringectomía total)) AND (title:(cuidados de enfermería) OR abstract:(cuidados de enfermería))	0	
CUIDEN	27/02/2018	(«laringectomía total") AND («cuidados de enfermería»)	0	
		"laringectomía total"	12/4	0
		"laringectomía"	51/12	6
CINAHL		"total laryngectomy" AND "nursing care"	6/4	2
ENFISPO	02/03/2018	laringectomía and enfermería	3/1	0
Scielo		"total laryngectomy" AND "nursing care"	1/0	
		"total laryngectomy"	69/2	0
JBI	03/03/2018	laringectomía total in Title, Abstract or Keywords & cuidados de enfermería in Title, Abstract or Keywords	0	
		total laryngectomy in Title, Abstract or Keywords & nursing care in Title, Abstract or Keywords	0	
		total laryngectomy in Title, Abstract or Keywords	3/2	0
		laringectomía total in Title, Abstract or Keywords	2/2	0
		laryngectomy in Title, Abstract or Keywords	5/3	0
		laringectomía in Title, Abstract or Keywords	4/4	4
WORLDCAT		total laryngectomy» AND «nursing care»	28/5	3
		"laringectomía total» AND «cuidados de enfermería»	1/1	1
PUBMED	09/03/2018	(total[All Fields] AND («laryngectomy»[MeSH Terms] OR «laryngectomy»[All Fields])) AND ((«practice guideline»[Publication Type] OR «practice guidelines as topic»[MeSH Terms] OR «clinical practice guidelines»[All Fields]) OR («nursing»[Subheading] OR «nursing»[All Fields] OR («nursing»[All Fields] AND «care»[All Fields]) OR «nursing care»[All Fields] OR «nursing care»[MeSH Terms] OR («nursing»[All Fields] AND «care»[All Fields])))	72/15	4
La Biblioteca Cochrane Plus	12/03/2018	"total laryngectomy" AND "nursing care"	1/1	0
		(total laryngectomy):ta	80/2	0
Scopus	14/03/2018	TITLE-ABS-KEY ("total laryngectomy" AND "nursing care")	9/3	0

ANEXO 2

Tabla 3. Artículos incluidos en la síntesis cualitativa.

Autor	Año	Tipo de estudio	Observaciones principales
Díaz de Cerio y cols. [17]	2018	Artículo original	Aporta recomendaciones integrales.
Gómez. [23]	2017	Revisión bibliográfica.	Aporta información sobre cuidados integrales.
Cnossen y cols. [22]	2016	Estudio transversal.	Describe un programa informático que proporciona información sobre cuidados al alta.
Flórez y cols. [18]	2016	Estudio observacional.	La ansiedad se encuentra presente durante todo el proceso y está relacionada con los autocuidados.
The Joanna BriggsInstitute. [25]	2016	Procedimiento de enfermería.	Procedimiento para el cuidado diario del estoma.
Long. [19]	2016	Informe basado en la evidencia.	Resumen de evidencia sobre el cuidado diario del estoma.
Long. [26]	2016	Informe basado en la evidencia.	Resumen de evidencia sobre las mejores recomendaciones en el pre, postoperatorio y al alta.
McDonough y cols. [12]	2016	Estudio prospectivo.	Los conocimientos sobre los correctos cuidados son pobres, pero pueden mejorarse eficazmente con entrenamiento.
Aguasca y cols. [20]	2015	Revisión bibliográfica.	Es importante comenzar la educación durante la hospitalización para mejorar la calidad de vida y evitar los reingresos.
Chunyi. [15]	2014	Estudio prospectivo.	El entrenamiento mejora la calidad de la información que se ofrece al alta.
Wu. [13]	2014	Estudio prospectivo.	La estandarización de los cuidados mejora la atención de las necesidades principales alteradas.
Reynaldo. [31]	2014	Revisión bibliográfica.	Aporta información sobre los cuidados integrales.
Rodríguez y cols. [24]	2014	Estudio observacional.	Realiza una comparación entre los beneficios de una cura seca y una cura húmeda en la herida quirúrgica, concluyendo con que la cura húmeda reduce tanto las complicaciones postquirúrgicas como la estancia hospitalaria.
McMillan y cols. [32]	2014	Informe basado en la evidencia.	La alimentación oral temprana no produce un aumento del riesgo de formación de fístula faringocutánea.
Flórez y cols. [29]	2013	Estudio observacional.	La formación de una fístula faringocutánea está directamente relacionada con una pérdida excesiva de peso en el postoperatorio.
McGrath y cols. [16]	2012	Guía de práctica clínica.	Aporta una serie de algoritmos de actuación y una serie de listados de materiales para saber actuar frente a emergencias de la vía respiratoria.
Mérol y cols. [33]	2012	Ensayo clínico controlado aleatorizado.	La mejor manera de humidificación poslaringectomía es mediante un intercambiador de calor y humedad.
Orduña y cols. [27]	2009	Estudio prospectivo.	Aporta información sobre una herramienta elaborada para facilitar la comunicación.
Shuxin y cols. [28]	2009	Revisión sistemática.	Describe los métodos de rehabilitación de la voz poslaringectomía.
Capuz. [14]	2008	Proceso de atención de enfermería.	Es importante una valoración continua y una individualización de cada plan de cuidados.
Poza-Artés y cols. [21]	2008	Estudio descriptivo.	Dossier para la educación del paciente al alta.
Rodríguez. [30]	2008	Revisión bibliográfica.	La nutrición enteral temprana mejora las necesidades nutritivas debido a la mayor demanda de energía.

eISSN 2444-7986
DOI: https://doi.org/10.14201/orl.19539

ARTÍCULO DE REVISIÓN

¿EXISTEN DIFERENCIAS EN LA ADQUISICIÓN DE TEORÍA DE LA MENTE ENTRE NIÑOS SORDOS DE PADRES SORDOS Y DE PADRES OYENTES CON RESPECTO A LOS NIÑOS CON AUDICIÓN NORMAL? UNA REVISIÓN

Are there differences in the acquisition of theory of mind between deaf children of deaf parents and hearing parents with respect to normal hearing children? A review

Isabel RODRÍGUEZ-RABADÁN-PEINADO[1]; Diana MONFORTE-PÉREZ[2]

[1]*Fundación Anda Conmigo. Logopedia. Boadilla del Monte. Madrid. España.* [2]*Universidad de Castilla-La Mancha. Departamento de Ciencias Médicas. Facultad de Terapia Ocupacional, Logopedia y Enfermería. Talavera de la Reina. Toledo. España.*

Correspondencia: isabelrrpeinado@hotmail.com

Fecha de recepción: 17 de noviembre de 2018
Fecha de aceptación: 7 de diciembre de 2018
Fecha de publicación: 9 de diciembre de 2018
Fecha de publicación del fascículo: 1 de junio de 2019

RESUMEN: Introducción: Los niños sordos tienen una limitación en percibir el lenguaje oral, dicha limitación repercute en el desarrollo de habilidades cognitivas, como es el caso del desarrollo de la Teoría de la Mente (ToM). Objetivo: Identificar las dificultades que presentan los niños sordos en la adquisición de la ToM, debido al tipo de comunicación que tienen con sus padres. Metodología: Pregunta de investigación: ¿Cómo influye la falta de acceso a conversaciones por el tipo de comunicación que tienen los padres con sus hijos en el desarrollo de la Teoría de la Mente)? Revisión bibliográfica de las principales bases de datos:

Pubmed, Dialnet, Plinio, EbscoHost y ProQuest. Se han aceptado los artículos más relevantes publicados
entre los años 2000 y 2016. Se revisaron estudios realizados a niños sordos profundos y prelocutivos de
padres sordos y de padres oyentes, estudios sobre el desarrollo de la ToM en niños sordos de padres sordos
y de padres oyentes, con niños oyentes de padres oyentes y por último interacciones que tienen las madres
oyentes con niños sordos y con niños oyentes. En todos ellos el tipo de comunicación utilizada era lengua
de signos (LS). Resultados: La falta de acceso a conversaciones sobre estados mentales mediadas por el uso
de la LS, produce un retraso en la adquisición de ToM en los niños sordos de padres oyentes. Conclusiones: La comunicación de los padres con sus hijos repercute directamente en el desarrollo de la ToM. Los
niños sordos de padres sordos desarrollan antes la ToM que los niños sordos de padres oyentes, pues están
inmersos en conversaciones referidas a estados mentales desde el nacimiento.

PALABRAS CLAVE: teoría de la mente; ToM; niños sordos; padres sordos; falsas creencias; comunicación; conversación.

SUMMARY: Introduction: Deaf children have a limitation in perceiving oral language, this limitation
affects the development of cognitive abilities, as is the case of the development of the Theory of Mind
(ToM). Objective: To identify the difficulties that deaf children have in the acquisition of ToM, due to the
type of communication they have with their parents. Methodology: Research question: How does the lack
of access to conversations influence the type of communication that parents have with their children in the
development of the Theory of Mind? Bibliographic review of the main databases: Pubmed, Dialnet, Plinio,
EbscoHost and ProQuest. The most relevant articles published between 2000 and 2016 have been accepted.
Studies conducted on profound and pre-lingual deaf children of deaf and hearing parents, studies on the
development of ToM in deaf children of deaf parents and hearing parents were reviewed, with hearing children of hearing parents and, lastly, interactions that hearing mothers have with deaf children and hearing
children. In all of them, the type of communication used was sign language (SL). Results: The lack of access
to conversations about mental states mediated using SL, produces a delay in the acquisition of ToM in deaf
children of hearing parents. Conclusions: The communication of parents with their children has a direct
impact on the development of ToM. Deaf children of deaf parents develop ToM earlier than deaf children
of hearing parents, since they are immersed in conversations referring to mental states from birth.

KEYWORDS: theory of mind; ToM; deaf children; deaf parents; false beliefs; communication; conversation.

INTRODUCCIÓN

La sordera o hipoacusia, es la pérdida o anoma-
lía de una función anatómica o fisiológica del
sistema auditivo que repercute directamente en la
capacidad para oír, lo que implica un déficit en el
acceso al lenguaje oral [1].

Actualmente, según los datos del Instituto
Nacional de Estadística (www.ine.es), en España
existen alrededor de un millón de personas afectadas por una discapacidad auditiva. Entre ellos,
hay alrededor de 100.000 personas que presentan
una sordera profunda. Dentro de esta cifra, más

de un 90% de los niños sordos nacen en el seno
de familias cuyos padres son oyentes.

Esta limitación en percibir el lenguaje oral
repercute directamente en el desarrollo de habilidades cognitivas, como en el caso del desarrollo
de la Teoría de la Mente (ToM).

Dicho término fue propuesto por David
Premarck [2] para hacer referencia a la habilidad
de predecir, interpretar y explicar la conducta
tanto propia como de otras personas, en términos
de estados mentales, tales como pensar, creer o
imaginar, proporcionando así una herramienta
social para la explicación de dichos términos.

La ToM es adquirida alrededor de los cuatro años en aquellos niños que presentan un desarrollo normalizado.

Existen controversias en determinar cuáles son los factores que influyen en el desarrollo de la ToM. Hay estudios que sugieren que la hipótesis comunicativa, que tiene lugar a través de la participación en interacciones sociales mediadas por el uso del lenguaje es la encargada de hacer competentes a los niños en la utilización de términos psicológicos para explicar la conducta [3]. Otras, sugieren que el desarrollo de la ToM depende de las propias habilidades lingüísticas del niño [4], mientras otras apuntan que la ToM precede el desarrollo del lenguaje [5].

Esta relación entre el desarrollo de la ToM, comunicación y lenguaje ha llevado a numerosos autores a investigar acerca del desarrollo de esta en niños sordos profundos, pues estos niños tienen gran dificultad en percibir el lenguaje, lo que repercute directamente en su desarrollo global. Además, hacen referencia a las diferencias que existen dentro de los niños con sordera profunda y prelocutiva, pues la comunicación de estos niños se ve comprometida por el tipo de comunicación que tienen sus padres.

Según Peterson y Siegal [6], la causa principal del retraso en el desarrollo de ToM es la falta de acceso a conversaciones. Es por ello, que a lo largo del trabajo se realizará una revisión bibliográfica para dar respuesta a la pregunta; ¿Cómo influye la falta de acceso a conversaciones por el tipo de comunicación que tienen los padres con sus hijos en el desarrollo de la ToM?

Objetivo general:

- Realizar una revisión bibliográfica para conocer cómo influye la falta de acceso a conversaciones en el desarrollo de la ToM en niños sordos de padres sordos y niños sordos de padres oyentes que se comunican a través de lengua de signos (LS).

Objetivos específicos:

- Conocer los factores que influyen en el desarrollo de la ToM de los niños sordos.
- Determinar la diferencia en cuanto ToM entre niños sordos de padres oyentes y niños sordos de padres sordos.
- Conocer las limitaciones que presentan los niños sordos en ToM con respecto a niños con desarrollo típico.
- Conocer las diferencias de las interacciones de madres auditivas de niños sordos y de niños oyentes en el desarrollo de la ToM.

MATERIAL Y MÉTODO

Revisión bibliográfica de las publicaciones entre los años 2000 y 2016, en las bases de datos: Pubmed, Dialnet, Plinio, EbscoHost y ProQuest en español y en inglés cuya selección se resume en la Figura 1.

Para la búsqueda de artículos científicos se han utilizado las palabras claves y frases literales que se detallan a continuación.

- Pubmed: «Conversation, theory of mind AND deaf children». «Comunication mother, theory of mind AND deaf children». «False belief, deaf children AND deaf parents». «Theory of mind, deaf children AND family communication». «Joint attention, theory of mind AND deaf children». «Pragmática, teoría de la mente y niños sordos». «Pragmatics, theory of mind AND deaf children». «Language, theory of mind AND deafness».
- Dialnet: «Teoría de la mente AND sordera». «Conversación, teoría de la mente AND niños sordos». «Conversation, theory of mind AND deaf children». «Comunication mother, theory of mind AND deaf children». «False belief, deaf children AND deaf parents». «Theory of mind, deaf children AND family communication». «Joint attention, theory of mind AND deaf children». «Pragmática, teoría de la mente y niños sordos», «Pragmatics, theory of mind

AND deaf children». «Language, theory of mind AND deafness».

- Plinio: «Teoría de la mente AND sordera». «Conversación, teoría de la mente AND niños sordos». «Conversation, theory of mind AND deaf children». «Comunication mother, theory of mind AND deaf children». «False belief, deaf children AND deaf parents» «Theory of mind, deaf children AND family communication». «Joint attention, theory of mind AND deaf children». «Pagmática, teoría de la mente y niños sordos». «Pragmatics, theory of mind AND deaf children». «Language, theory of mind AND deafness».
- EBSCOhost: «Teoría de la mente AND sordera». «Conversación, teoría de la mente AND niños sordos». «Conversation, theory of mind AND deaf children». «Comunication mother, theory of mind AND deaf children ». «False belief, deaf children AND deaf parents» «Theory of mind, deaf children AND family communication». «Joint attention, theory of mind AND deaf children». «Pragmática, teoría de la mente y niños sordos». «Pragmatics, theory of mind AND deaf children». «Language, theory of mind AND deafness».
- ProQuest: «Teoría de la mente AND sordera». «Conversación, teoría de la mente AND niños sordos». «Conversation, theory of mind AND deaf children». «Comunication mother, theory of mind AND deaf children». «False belief, deaf children AND deaf parents» «Theory of mind, deaf children AND family communication». «Joint attention, theory of mind AND deaf children». «Pragmática, teoría de la mente y niños sordos». «Pragmatics, theory of mind AND deaf children», «Language, theory of mind AND deafness».

Los filtros utilizados en todas las bases de datos fueron: año posterior al 2000, palabras contenidas en los campos *title* y *abstract*.

Tras la primera búsqueda, se da paso a una primera lectura del título y del resumen para determinar si cumplen con los criterios de inclusión.

Finalmente, los artículos seleccionados han sido 40. A estos 40 estudios seleccionados, se añadieron dos manuales relacionados con hipoacusia para elaborar el presente trabajo.

Criterios de inclusión

- Estudios en los que la lectura del resumen corresponda con el tema seleccionado
- Estudios realizados a niños sordos profundos y prelocutivos de padres sordos y niños sordos prelocutivos y profundos de padres oyentes.
- Estudios que trataran el desarrollo de la Teoría de la Mente en niños sordos de padres sordos y niños sordos de padres oyentes.
- Estudios comparativos, en los que tanto los padres como los niños utilizaran la LS. para comunicarse.
- Estudios en inglés y en español.
- Estudios publicados en los años comprendidos entre 2000-2016, excepto uno que he considerado importante incluirlo, por los resultados que aportaba la investigación.

Criterios de exclusión

- Estudios que incluyeran niños que cursaran con otra patología además de la hipoacusia.
- Estudios que incluyeran niños que se comunicaran con otra modalidad diferente a la LS.
- Estudios que incluyeran niños con hipoacusia perilocutiva o postlocutiva.
- Revisiones bibliográficas.

Una vez seleccionados los artículos de acuerdo con los criterios de inclusión y exclusión, se ha realizado una lectura secundaria. En esta ocasión del documento completo para determinar si cumplen realmente los criterios establecidos en el trabajo. Finalmente, se han obtenido, un total de 14 estudios, los cuales se analizarán para extraer la información necesaria y se incluirán en los resultados de esta revisión bibliográfica.

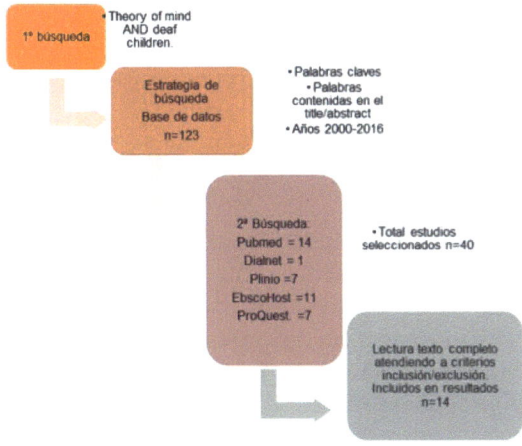

Figura 1. Diagrama de flujo que muestra la búsqueda realizada.

RESULTADOS

En todos estos estudios, los niños sordos tienen el mismo grado de hipoacusia. Todos presentan una hipoacusia profunda, prelocutiva, por lo que la forma de clasificar a los niños en los distintos grupos se realiza atendiendo a las características auditivas de los padres y el tipo de comunicación que utilizan con sus hijos.

Estudios que muestran diferencias en cuanto ToM en niños sordos de padres sordos y niños sordos de padres oyentes

Lundy [7] revela que los niños sordos presentan un retraso de 3 años en tareas de ToM respecto a los niños oyentes, pues los niños comenzaron a tener éxito en tareas de falsa creencia (TFC) alrededor de los 7 u 8 años. Los padres con conocimiento en LS no fueron capaces de signar el 80% de los conceptos mentales necesarios para la tarea de falsa creencia.

Tomasuolo et al. [8] afirman que tanto en comprensión como en producción léxica, así como en habilidades narrativas, los niños signantes nativos tuvieron mejores puntuaciones que los

niños signantes tardíos. En TFC, el 100% de los niños signantes nativos pasaron la prueba frente a un 25% de niños signantes tardíos.

Schick et al. [4] concluyen que ambos grupos no difieren en cuanto a CI no verbal y memoria. En TFC, los niños de padres sordos se encuentran por encima de los niños de padres oyentes en comprensión y ejecución de la tarea. Por último, en cuanto medida en LS los niños de padres sordos presentan mayor nivel de vocabulario y morfología respecto a los niños de padres oyentes.

Estudios comparativos de niños sordos de padres sordos, niños sordos de padres oyentes con niños oyentes de padres oyentes

Courtin [9] revela que los niños de padres oyentes indicaron dificultades en el rendimiento TFC en todos los niveles de edad. Con respecto a los niños sordos de padres sordos se observó, que a la edad de 5 años eran capaces de realizar las tareas de atribuciones de falsa creencia sobresaliendo en relación con los niños oyentes de la misma edad.

Russel et al. [10] afirman que los niños comenzaron a pasar la prueba de TFC a los 13 años, pues obtuvieron mejores puntuaciones que los grupos de menor edad. A su vez, los niños de padres sordos obtuvieron mejor puntuación que los niños de padres oyentes en dicha edad, pues los niños sordos fallaron un 14% frente a los niños oyentes que fallaron un 40%.

Marschark et al. [11] indican que sólo un 13% de los niños sordos no pudieron realizar la tarea, frente al 20% de niños oyentes. Por lo que los niños sordos emitieron más atribuciones de estado mental que los niños oyentes.

Jackson [6] afirma que los niños de padres sordos tenían una mayor habilidad para comprender y reproducir signos. En TFC cometieron más fallos los niños de padres oyentes que los niños de padres sordos. Así mismo, los niños con audición normal tuvieron mejores puntuaciones que el resto en dichas tareas.

Woolfe et al. [12] indican que los niños signantes nativos presentan mayor comprensión de sintaxis y morfología en LS que los niños signantes tardíos. A su vez, superaron significativamente a los signantes tardíos en TFC. Por último, los niños nativos se asemejan más a los niños oyentes, aunque estos último tengan mejor rendimiento.

Jones et al. [13] afirman que los niños oyentes superaron a los niños sordos en TFC. En la tarea de los *smarties* los niños sordos obtuvieron peor puntuación que en la tarea de cambio inesperado. Los niños sordos que tenían un familiar signante obtuvieron mejor puntuación que los niños sordos que procedían de familias totalmente auditivas.

Meristo et al. [14] revelan que los niños oyentes superaron significativamente a los niños sordos. Los niños sordos de padres sordos tuvieron mejor puntuación que los niños sordos en TFC. Se observó, que los niños sordos de padres oyentes no eran capaces de pasar la tarea a la misma edad que el niño sordo de padre sordo, lo que indica un retraso en el desarrollo de ToM con respecto a los niños de su edad.

Estudios comparativos de interacciones de madres oyentes con niños sordos y madres oyentes con niños oyentes

Lederberg et al. [15] indican que a los 22 meses las interacciones fueron similares en cuanto a cantidad y calidad en ambos grupos. A los 3 años, las madres de niños sordos eran más directivas y mantenían menos conversaciones de estados mentales con sus hijos a diferencia de las madres de niños oyentes.

Moeller et al. [16] muestran que las madres de niños oyentes produjeron más términos de estado mental en las actividades llevadas a cabo. Además, utilizaban más variedad de términos referidos a estados mentales que las madres de niños sordos. En las madres de niños sordos se observó que, aunque tenían cantidad de signos, la calidad no era suficiente para hablar sobre estados mentales.

Macaulay et al. [17] señalan que la falta de fluidez en LS por parte de las madres se relaciona con el retraso de los niños sordos en ToM. Los niños de ambos grupos que procedían de familias más numerosas y de mayor nivel socioeconómico eran significativamente mejor que los niños que procedían de familias más reducidas.

Lecciso et al. [18] indican que los niños oyentes tuvieron una mayor puntuación en lenguaje receptivo. Con respecto a las interacciones entre diadas, se observó que las madres auditivas hacen más referencia a estados mentales, mientras que las madres de niños sordos se referían más a objetos concretos, objetos que se encontraban a la vista.

CONCLUSIONES

A través de los estudios consultados, se puede concluir que la falta de acceso a conversaciones influye directamente en el desarrollo de la ToM en los niños sordos, especialmente, en niños sordos de padres oyentes, pues estos no llegan a dominar con suficiente fluidez la LS necesaria para tratar temas referidos a estados mentales.

Los estudios analizados referentes a niños sordos de padres sordos y padres oyentes constatan que, no solo la falta de fluidez es un predictor en el retraso de la adquisición de la ToM, sino que la calidad y cantidad de los signos también influyen en la misma.

Por otro lado, se puede observar a través de los estudios que relacionan a niños sordos signantes nativos y signantes tardíos con niños con desarrollo típico, como los niños sordos nativos se asemejan a los niños oyentes en tareas relacionadas con ToM y que incluso en algunos estudios llegan a superarlos.

Esto puede ser debido, a que los niños sordos prestan más atención a las emisiones de los padres debido a que tienen que prestar atención a las configuraciones de las manos, consiguiendo así superar a los niños oyentes, pues estos últimos en ocasiones dejan de prestar atención a sus interlocutores si el tema de conversación no es de su interés.

A pesar de ello, los estudios en los que los niños con desarrollo típico superan a los niños sordos nativos son superiores, esto es debido a que los niños con desarrollo típico están inmersos en conversaciones en todo momento. Por otro lado, en todos los artículos analizados referidos a los tres grupos, los niños sordos de padres oyentes se encuentran retrasados con respecto a los dos grupos restantes en tareas referidas a ToM. Esto es debido a un componente de «privación comunicativa», que repercute en una mayor limitación en el desempeño de tareas de ToM, debido a la falta de utilización espontánea de términos mentales en sus primeras interacciones.

Por consiguiente, los estudios analizados referentes a las interacciones entre diadas, se puede observar que las madres auditivas de niños sordos se limitan a conversar con sus hijos sobre conceptos que se encuentran a la vista, mientras que las madres de niños oyentes introducen a sus hijos en conversaciones rutinarias, que incluyen conceptos mentales. Es por ello, que la falta de fluidez en LS en las madres de niños sordos repercute directamente en las interacciones con sus hijos, siendo así las conversaciones más restringidas. Por otro lado, estos mismos estudios, afirman que los niños que proceden de familias más numerosas presentan mejor habilidad en ToM.

Este es un factor que debe tenerse en cuenta para programar la intervención, pues considerando que la aportación del hogar es de gran valor, es preciso que no sólo estimulemos el desarrollo lingüístico del niño sordo, sino la competencia de su familia para comunicarse con él.

Finalmente, tras analizar los diferentes estudios, se puede concluir que el tipo de comunicación de los padres influye directamente en el desarrollo de la ToM de sus hijos. Dada la importancia de la ToM como herramienta social, cualquier deterioro del desarrollo de esta, es probable que obstaculice la interacción con otros y hacer que el sentido de la experiencia social sea más difícil.

BIBLIOGRAFÍA

1. Monsalve, A. Guía de intervención logopédica en las deficiencias auditivas. 1ª ed. Madrid. Editorial Sintesis, Vallerhermoso, 2014.

2. González Cuenca AM, Barajas Esteban C, Linero Zamorano MJ, Quintana García I. Deficiencia auditiva y teoría de la mente. Datos para la reflexión y la intervención. Rev Log Fon Audiol. 2008;28(2):99-116.

3. Cejas I, Barker D, Quittner A. Development of Joint Engagement in Young Deaf and Hearing Children: Effects of Chronological Age and Language Skills. J Speech Lang Hear Res. 2014;57(5):1831-41.

4. Schick S, Villiers P, Villers J, Hoffmeister R. Language and Theory of Mind: A Study of Deaf Children. Child Dev. 2007;78(2), 376-96.

5. Stanzione C, Schick B. Environmental Language Factors in Theory of Mind Development. Evidence from Children who are deaf. Top Language Disorders. 2014;34(3):296-312.

6. Jackson A. Language Facility and Theory of Mind Development in Deaf Children. J Deaf Stud Deaf Educ. 2001;6(3):161-76.

7. Lundy J. Age and Language Skills of Deaf Children in Relation to Theory of Mind Development. J Deaf Stud Deaf Educ. 2002;7(1):41-55.

8. Tomasuolo E, Valeri G, Di Renzo A, Pasqualetti P, Volterra V. Deaf Children Attending Different School Envionments: Sign Language Abilities and Theory of Mind. J Deaf Stud Deaf Educ. 2013;18(1), 12-29.

9. Courtin C. The Impact of Sign Language on the Cognitive Development of Deaf Children: The Case of Theories of Mind. J Deaf Stud Deaf Educ. 2000;5(3):266-76.

10. Rusell PA, Hoise JA, Gray CD, Scott C, Hunter N, Banks JS et al. The Development of Theory of Mind in Deaf Children. J Child Psychol Psychiatry. 1998;39(6):903-10.

11. Marschark M, Green V, Hindmarsh G. Understanding Theory of Mind in Children Who Are Deaf. J Child Psychol Psychiatry. 2000;41(8):1067-73.

12. Woolfe T, Want S, Siegal M. Signposts to Development: Theory of Mind in Deaf Children. Child Dev. 2002;73(3):768-78.

13. Jones A, Gutierrez R, Ludlow A. Confronting the language barrier: Theory of mind in deaf children. J Commun Disord. 2015;56:47-58.

14. Meristo M, Strid K, Hjelmquist E. Early conversational environment enables spontaneous belief attribution in deaf children. Cognition. 2016;157:139-45.

15. Lederberg AR, Everhart VS. Conversations between deaf children and their hearing mothers: pragmatic and dialogic characteristics. J Deaf Stud Deaf Educ. 2000;5(4):303-22.

16. Moeller M, Schick B. Relations Between Maternal Input and Theory of Mind Understanding in Deaf Children. Child Dev. 2006;77(3):751-66.

17. Macaulay C, Ford R. Family Influences on the Cognitive Development of Profoundly Deaf Children: Exploring the Effects of Socioeconomic Status and Siblings. J Deaf Stud Deaf Educ. 2013;18(4):545-62.

18. Lecciso F, Petrocchi S, Marchetti A. Hearing mothers and oral deaf children: an atypical relational context for theory of mind. Eur. J. Psychol Educ. 2013;28:903-22.

eISSN 2444-7986

DOI: https://doi.org/10.14201/orl.17383

CASE REPORT

ENDOSCOPIC RESECTION OF CLIVAL CHORDOMA. A CASE REPORT

Resección endoscópica de cordoma del clivus. Descripción de un caso

Inês GAMBÔA[1]; Ditza VILHENA[1]; Mário RESENDE[2]; Delfim DUARTE[1]; Gustavo LOPES[1]

[1] *Department of Otolaryngology – Hospital Pedro Hispano ULS Matosinhos. Portugal.* [2] *Department of Otolaryngology – Centro Hospitalar Vila Nova de Gaia. Espinho. Portugal.*

Correspondence: inesfariagsilva@gmail.com

Reception date: December 4, 2017

Date of Acceptance: December 16, 2017

Publication date: December 19, 2017

Date of publication of the issue: June 1, 2019

SUMMARY: Introduction: Chordoma is a rare malignant tumor that arises from remnants cells of the primitive notochord, which are located at caudal and cephalic ends of the vertebral column. It represents 2 to 5 % of all primary bone tumors. Description: We report the case of a patient with a clival chordoma, asymptomatic, diagnosed as an accidental finding in a paranasal sinus. imaging study. Discussion: The imaging findings were suggestive of a potentially malignant lesion given the underlying bone lysis. Once the diagnosis is histological, biopsy of clival suspicious lesions should be promptly carried out. In this case report, the surgical approach and the postoperative follow-up are presented.

KEYWORDS: chordoma; clivus; endoscopic resection; malignant tumor.

RESUMEN: Introducción: El cordoma es un tumor maligno raro que surge de las células remanentes de la notocorda primitiva, que se localizan en los extremos caudal y cefálico de la columna vertebral. Representa del 2 al 5% de todos los tumores óseos primarios. Descripción: Presentamos el caso de un paciente con un cordoma del clivus, asintomático, diagnosticado como hallazgo accidental en estudio de imagen de los senos paranasales. Discusión: los hallazgos de imagen fueron sugestivos de una lesión potencialmente maligna dada la lisis ósea subyacente. Dado que el diagnóstico es histológico, la biopsia de una lesión clival sospechosa debe llevarse a cabo con prontitud. En este caso clínico, se presentan el abordaje quirúrgico y el seguimiento postoperatorio.

PALABRAS CLAVE: cordoma; clivus; resección endoscópica; tumor maligno.

INTRODUCTION

Chordoma is a rare malignant tumor, accounting for about 4% of all malignant primary bone tumors [1]. It originates from remnant cells of primitive notochord, primary involving the caudal and cephalic ends of the vertebral column [2]. The most frequent locations are the sacrococcygeal and clival regions, and presents as a soft tissue mass with slow growth and progressive invasion, leading to regional bone erosion [3]. It is usually diagnosed only when the tumor causes symptoms by compression or invasion of adjacent structures [3]. Local recurrence is not uncommon, and the recommended treatment is surgical resection followed by radiotherapy [4]. We report the case of a patient with a clival chordoma, diagnosed as an accidental finding in a paranasal sinuses imaging study. The surgical approach and the postoperative follow-up are presented.

DESCRIPTION

A male patient, 30 years old, without relevant past medical history, presented at the Otolaryngology department with symptoms of long-term nasal obstruction and frontal weight sensation. There was no history of rhinorrhea, epistaxis, nasal pruritus, headache or ocular changes. On nasal endoscopy, a deviated nasal septum causing nasal obstruction and enlarged inferior turbinates were apparent. As he complained of frontal weight sensation, rhinosinusitis was suspected, and so a Computed Tomography (CT) of paranasal sinuses was requested to investigate sinus pathology. CT scan showed a deviated nasal septum with a right bone spur, and a 10mm soft tissue mass in the right posterior wall of the sphenoid sinus with underlying bone erosion (Figure 1, A and B). To clarify the etiology of the lesion, a Magnetic Resonance Imaging (MRI) was requested, which confirmed a mass in the clivus, with no contrast enhancement, and without invasion of intracranial structures (Figure 1, C and D). The patient underwent surgical intervention for

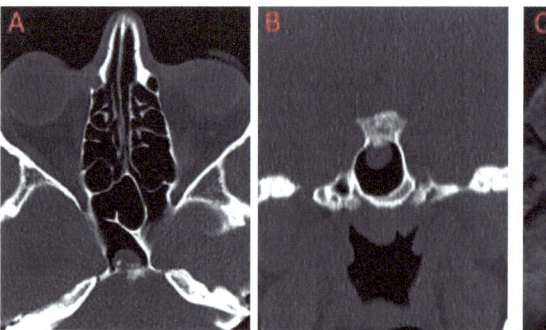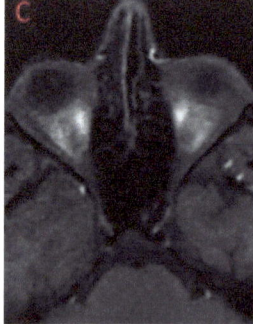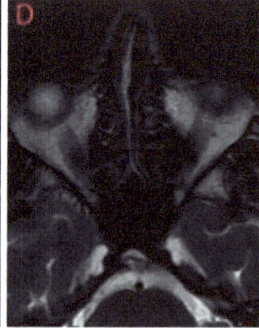

Figure 1. A and B: CT scan of the paranasal sinuses (A axial, B coronal) - Nasal septum deviation; soft tissue mass with rounded contours in the posterolateral wall of the right sphenoid sinus, with areas of regional bone erosion. C and D: MRI of the paranasal sinuses, axial sections (C-T1 with contrast; D-T2) - Soft tissue mass in the posterior wall of the sphenoid sinus/clivus, emerging from the pre-pontic cistern; It does not show markedly contrast enhancement; There are no images suggesting meningoencephalic or vascular malformative lesions.

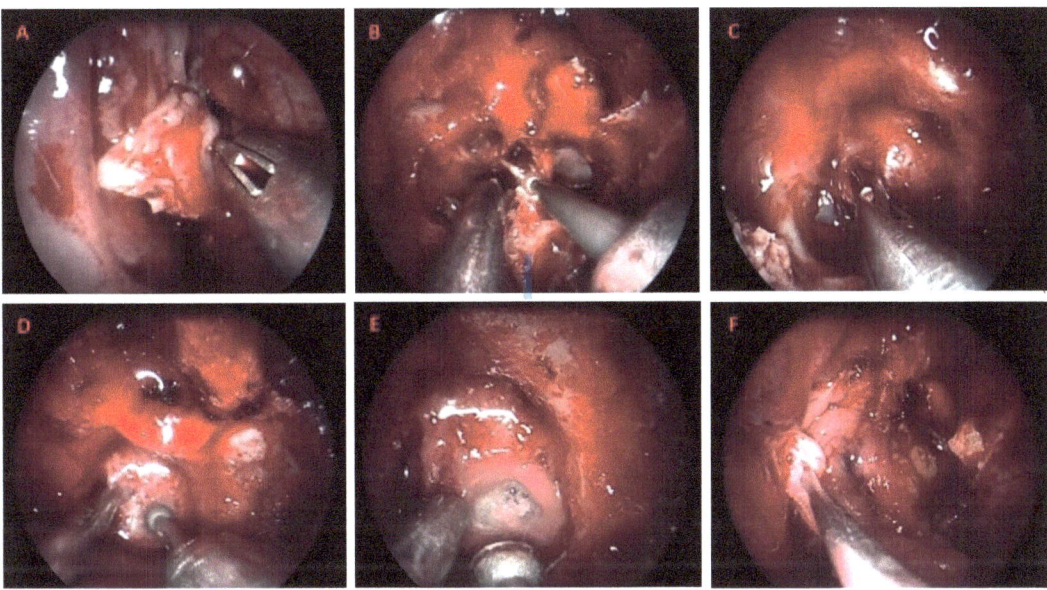

Figure 2. Surgical procedure - After insertion of a 0º endoscope, the posterior third of the nasal septum was resected (A), for sphenoid exposure (B). The sphenoid sinus was entered, and inflammatory mucosa and residual chordoma in the clivus region was removed (C). The bone erosion region was drilled (D) until duramater exposure (E). Closure was carried out with a flap of contra-lateral medium turbinate, abdominal fat and Duraform®(F).

septal deviation and nasal obstruction septoplasty and inferior turbinoplasty and at the same surgical time, an endoscopic transsphenoidal biopsy of the clival lesion was performed. The histopathological result was compatible with chordoma. There was no evidence of regional or distant metastatic disease. After presentation and discussion of the case at a multidisciplinary team and reevaluation with MRI, the patient was proposed for surgical treatment endoscopic transnasal resection of the clival cordoma.

Surgical approach. After insertion of a 0º endoscope, the posterior third of the nasal septum and the sphenoid septum were resected for clivus exposure. Nasoseptal flap was not collected because of the possibility of flap inviability due to previous septoplasty. The sphenoid sinus was entered, and inflammatory mucosa and residual chordoma were removed. The bone erosion region was drilled until duramater exposure. A low volume liquor fistula occurred. Closure was carried out with a flap of contralateral medium turbinate, abdominal fat and Duraform®. (Figure 2, A to F).

Postoperative follow-up. There were no intercurrences in the immediate postoperative period. The patient was discharged after 3 days of hospitalization, and was later evaluated in routine consultations, with only minor nasal crusts. The histopathology of the residual tumor removed was compatible with chordoma. The patient underwent postoperative radiotherapy (RT), having a total of 60 Gy in 30 fractions for 3 months. MRI performed 6 months after RT, 1 year after surgery, showed signs of surgical intervention with sphenoid sinus filled with the flaps used intraoperatively, with no evidence of residual lesion (Figure 3).

DISCUSSION

Chordoma is a malignant neoplasm that should be included in the differential diagnosis of clival lesions, especially when there is regional bone

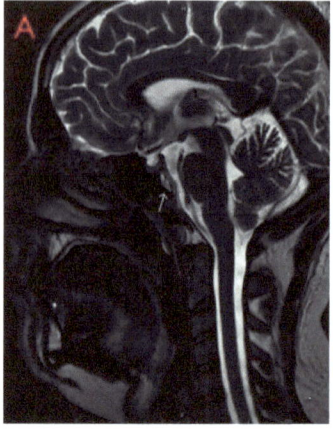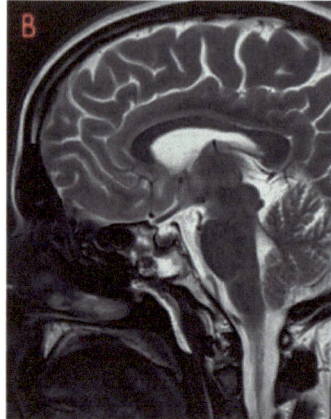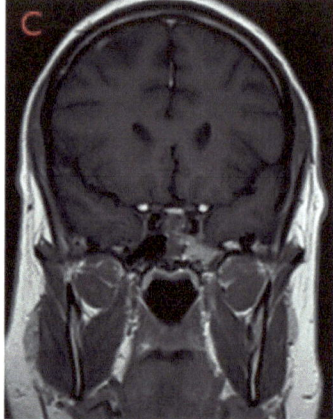

Figure 3. A- Preoperative MRI, sagittal cut, showing the initial clival lesion (arrow). B and C- MRI 1 year after surgery, where signs of surgical intervention are observed, with sphenoid sinus filled with intraoperative flaps used, without evidence of residual of lesion.

erosion [5]. It should be noted that about 40% of chordomas are in the clival and para-clival regions [6].

These tumors have a slow growth pattern, with propensity for local invasion. Generally, symptoms like headaches or cranial nerve palsies occur when the tumor reaches considerable dimensions, and so the diagnosis is made often in advanced stages [3]. Distant metastasis can occur in about 30% of chordomas, more frequently in non-clival chordomas. Most frequent sites include lung, bone, liver and lymph nodes [3].

Differential diagnoses include ecchordosis physaliphora and benign notochordal cell tumor (BNCT), both benign lesions derived from remnant cells of the primitive notochord and primarily involving the clival region [6,7]. BNCT may also undergo malignant transformation to classic chordoma. On MRI, these two benign tumors most often do not show contrast enhancement, which usually occurs in chordomas [6]. However, contrast enhancement is not pathognomonic of chordoma, and the differential diagnosis with these two benign entities can't be definitive only with image studies. As so, suspected clival lesions must be biopsied for a definitive diagnosis [6,7].

The recommended treatment for clivus chordomas is complete surgical resection and postoperative RT [4,9]. In the present case, tumor location and dimensions allowed an exclusively endoscopic approach. Complete resection of clivus lesions may be difficult since their anatomical location is near noble structures of the vascular and central nervous system [4]. With respect to the surgical technique used in this anatomic region, in recent years there has been an increasing use of transnasal endoscopic approaches instead of external approaches, with similar results in tumor removal but lower morbidity for the patient [9]. In fact, some authors even point out that in this anatomical location, the use of the endoscope improves tumor visualization allowing a more detailed recession [4]. Contraindications for an exclusively endoscopic approach include tumor extension to the middle fossa or cavernous sinus [4,10].

Postoperative RT is recommended, which according to the literature is effective in the control of minor residual lesions after surgery [4]. In the present case, the conventional RT modality was used, due to the unavailability of other methods in our country's institutions. There has been debate on the most effective RT modality (conventional, proton beam, intensity- modulated), but recent studies didn't not show significant differences in disease control with the different modalities [4,9]. Despite this, many authors advocate the use of proton beam radiotherapy for the ability to deliver a higher dose of radiation without increase damage in surrounding structures [1,4].

In the present case, the clivus lesion was an accidental finding, and although with no contrast enhancement on MRI (which usually occurs in the chordoma) the underlying bone erosion has alerted us to the possibility of a malignant lesion. In the suspicion of a malignant lesion, it is preponderant to perform a surgical biopsy for confirmation, since the definitive diagnosis of chordoma is histological [6]. These tumors usually present in advanced stages, causing symptoms by invasion of neighboring structures by tumor growth [3]. In this case, the accidental finding of the lesion at an early stage allowed a timely treatment with good results one year after its conclusion.

CONCLUSIONS

Chordoma is one of the most frequent malignant tumors in the clivus region [3]. Differential diagnoses include ecchordosis physaliphora and BNCT, both benign lesions, that not always can be differentiated from chordoma in image studies [6]. As so, biopsy of suspected lesions in the clival region should be promptly performed to begin the adequate treatment. In the present case, the finding of the lesion at an early stage, without symptoms, allowed a timely treatment with surgery and post-operative RT, with good response one year after the surgical treatment. A long follow-up period is necessary because these tumors tend to recur [4].

ACKNOWLEDGMENTS

Dr. Mário Resende, for the collaboration.

REFERENCES

1. Kim JW, Suh CO, Hong CK, Kim EH, Lee IJ, Cho J, et al. Maximum surgical resection and adjuvant intensity-modulated radiotherapy with simultaneous integrated boost for skull base chordoma. Acta Neurochir (Wien); 2016 DOI:10.1007/s00701-016-2909-y

2. Tan NC, Naidoo Y, Oue S, Alexander H, Robinson S, Wickremesekera A, et al. Endoscopic surgery of skull base chordomas. J Neurol Surg B Skull Base. 2012; 73:379-86.

3. Heery CR. Chordoma: The Quest for Better Treatment Options. Oncol Ther. 2016;4:35-51.

4. Shimony N, Gonen L, Shofty B, Abergel A, Fliss DM, Margalit N. Surgical resection of skull-base chordomas: experience in case selection for surgical approach according to anatomical compartments and review of the literature. Acta Neurochir (Wien). 2016 Dec 6. DOI:10.1007/s00701-016-3032-9.

5. Yuh SJ, Woulfe J, Corsten MJ, Carrau RL, Prevedello DM, Kassam AB. Diagnostic imaging dilemma of a clival lesion and its clinical management implications. J Neurol Surg B Skull Base. 2014;75:177-82.

6. Golden LD, Small JE. Benign notochordal lesions of the posterior clivus: retrospective review of prevalence and imaging characteristics. J Neuroimaging. 2014;24(3):245-9.

7. Bolzoni-Villaret A, Stefini R, Fontanella M, Bottazzoli M, Turri Zanoni M, Pistochini A, et al. Transnasal endoscopic resection of symptomatic ecchordosis physaliphora. Laryngoscope. 2014 Jun;124(6):1325-8.

8. Labidi M, Watanabe K, Bouazza S, Bresson D, Bernat AL, George B, et al. Clivus chordomas: a systematic review and metaanalysis of contemporary surgical management. J Neurosurg 2016; 60:476-84.

9. Amit M, Na'ara S, Binenbaum Y, Billan S, Sviri G, Cohen JT, et al. Treatment and Outcome of Patients with Skull Base Chordoma: A Meta-analysis. J Neurol Surg B Skull Base. 2014; 75:383-90.

10. Koechlin NO, Simmen D, Briner HR, Reisch R. Combined transnasal and transcranial removal of a giant clival chordoma. J Neurol Surg Rep. 2014;75(1): e98-e102.

eISSN 2444-7986
DOI: https://doi.org/10.14201/orl.17799

CASO CLÍNICO

LIPECTOMÍA CERVICAL EN TRES TIEMPOS EN UN CASO DE LIPOMATOSIS SIMÉTRICA MÚLTIPLE

Cervical lipectomy in three times in a case of multiple symmetric lipomatosis

Luis Miguel TORRES-MORIENTES[1]; Ana FERNÁNDEZ-RODRÍGUEZ[1];
María ÁLVAREZ-QUIÑONES-SANZ[2]; Darío MORAIS-PÉREZ[1]

Hospital Clínico Universitario de Valladolid. [1] *Servicio de ORL y Patología Cérvico-Facial.* [2] *Servicio de Anatomía Patológica. Valladolid. España.*

Correspondencia: luismitorres27@yahoo.es

Fecha de recepción: 28 de enero de 2018
Fecha de aceptación: 7 de marzo de 2018
Fecha de publicación: 9 de marzo de 2018
Fecha de publicación del fascículo: 1 de junio de 2019

RESUMEN: Introducción y objetivo: La enfermedad de Madelung en una patología rara del tejido adiposo caracterizada por el acúmulo del tejido graso no encapsulado en el cuello, hombro, tronco y extremidad proximal de miembros provocando deformidades estéticas muy llamativas en algunos casos. Método: Presentamos un caso de enfermedad de Madelung tratado en nuestro servicio que provocaba una gran deformidad estética e impotencia funcional en el paciente. Resultados: Se realizó una lipectomía cervical en tres tiempos debido a la severidad del caso para disminuir las posibles complicaciones. Discusión: La etiología de lalipomatosis simétrica múltiple es desconocida aunque existen varias hipótesis y hay asociaciones casi constantes con algunos procesos crónicos sobre todo el alcoholismo. Se han ensayado diversos tratamientos aunque el único que ha sido efectivo es la cirugía. Conclusiones: Es una entidad de etiología desconocida, con una amplia gama en el diagnóstico diferencial. La cirugía se reserva por razón estética o compromiso funcional debido a la dificultad de resección y riesgo de recidiva.

PALABRAS CLAVE: Enfermedad de Madelung; lipectomía.

LIPECTOMÍA CERVICAL EN TRES TIEMPOS EN UN CASO
DE LIPOMATOSIS SIMÉTRICA MÚLTIPLE
TORRES-MORIENTES LM ET AL

SUMMARY: Introduction and objective: Madelung disease is a rare pathology of adipose tissue which is characterized by the accumulation of non-encapsulated fatty tissue in neck, shoulder, thorax and proximal extremity. In some cases it originates very striking aesthetic deformities. Method: We present a case of Madelung disease treated in our department that caused a great aesthetic deformity and functional impotence in the patient. Results: A cervical lipectomy was performed in three times due to the severity of the case to reduce possible complications. Discussion: The etiology of multiple symmetric lipomatosis is unknown although there are several hypotheses and almost constant associations with some chronic processes, especially alcoholism. Various treatments have been tried although the only one that has been effective is surgery. Conclusions: The etiology is unknown and the differential diagnosis includes several entities.Surgery is reserved for aesthetic reasons or functional compromise due to the difficulty of resection and risk of recurrence.

KEYWORDS: Madelung disease; lipectomy.

INTRODUCCIÓN

La enfermedad de Madelung (EM), síndrome de Launois-Bensaude o lipomatosis simétrica múltiple (LSM) es una enfermedad de etiología desconocida caracterizada por múltiples depósitos de tejido adiposo no encapsulado. Se distribuye de forma simétrica en cuello, nuca, hombros, tronco y región proximal de extremidades y respeta cara, antebrazos, piernas, manos y pies [1,2]. Fue descrita por primera vez por Brodie en 1846, seguidamente por Madelung en 1888 y 10 años más tarde Launois-Bensaude publicó 65 casos. Enzi, en 1977, acuñó el término de lipomatosis simétrica benigna (LSB), desde entonces han sido descritos en la literatura unos 200 casos [3]. Desde el punto de vista epidemiológico esta entidad predomina en varones de raza blanca con un rango de edad entre 30 y 60 años y una ratio varón /mujer entre 15-30/1. La mayor incidencia ha sido descrita en la zona del mar Mediterraneo (en Italia 1 de cada 25000 varones [3,4]. La patogénesis de la EM es desconocida aunque se sugiere una alteración del DNA mitocondrial [5]. Se ha descrito su asociación con el alcoholismo crónico en el 90% de los casos, con alteraciones metabólicas (hiperuricemia, dislipemia, intolerancia a la glucosa), anemia macrocítica, acidosis tubular renal y polineuropatía [3]. La clínica se caracteriza por el depósito de masas múltiples simétricas de tejido adiposo no encapsulado, de crecimiento progresivo, distribuido en la región cervical, nuca, parte superior del tórax y extremidad proximal de los miembros [3,6]. En un tercio de los pacientes se asocia con ginecomastia [6].

DESCRIPCIÓN

Paciente de 58 años de edad intervenido de lipectomía cervical por enfermedad de Madelung con progresión rápida en los últimos meses con secuelas funcionales y estéticas severas. Presentaba antecedentes de hepatopatía alcohólica, fumador, hipertensión arterial (HTA) y poliposis colorectal.

En la exploración se observó una gran formación lipomatosa con deformidad estética llamativa localizada a nivel cervical anterior, lateral y posterior (Figura 1), además de un depósito graso en hombros y brazos. Se realizó tomografía computarizada (TC) observando un acúmulo simétrico graso cervical no encapsulado de gran tamaño (Figura 2).

Dadas las alteraciones y secuelas funcionales y estéticas se decidió intervenir al paciente en tres tiempos para evitar morbilidad y complicaciones importantes. Inicialmente se llevó a cabo una cervicotomía posterolateral izquierda y lipectomía cervical mediante una disección subcutánea con exéresis de dos tumoraciones adiposas de 25 y 15 cm de longitud. A los 4 meses debido a la buena evolución se realizó una lipectomia posterolateral derecha, resecando sendas tumoraciones grasas de diámetros similares a la cirugía previa.

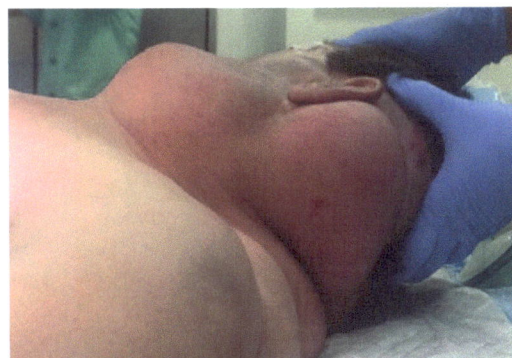

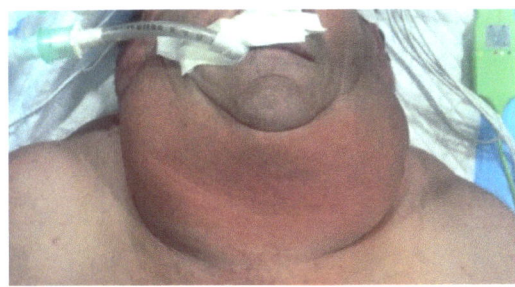

Figura 1. Deformidad cervicofacial llamativa con formaciones lipomatosas en cuello, nuca y mitad superior del tórax.

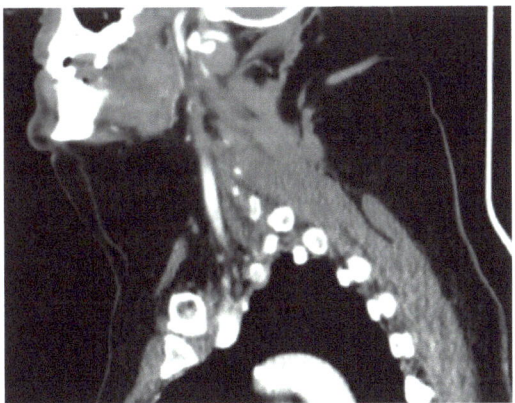

Figura 2. Corte sagital de TC donde observamos la imagen típica en «joroba de búfalo» y «collar de caballo».

El paciente tras ambas cirugías presentaba una necrosis leve cutánea que tras curas ambulatorias cicatriza por segunda intención (Figura 3). A los tres meses de la segunda intervención se llevó a cabo una lipectomía cervical de la nuca y región deltoidea con la colocación del paciente en decúbito prono (Figura 4).

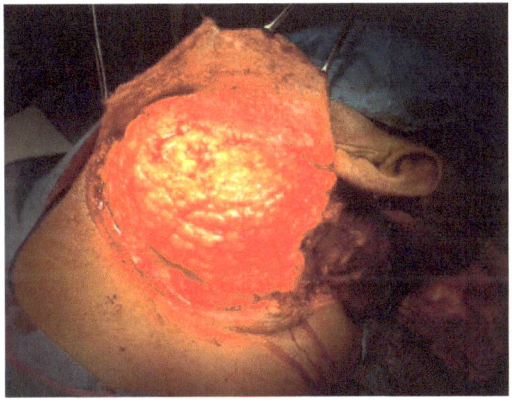

Figura 3. Cervicotomía posterolateral izquierda (primera cirugía). Acúmulo de grasa a nivel anterolateral izquierdo. Se observa la musculatura cervical posterior tras la exéresis de grasa posterior.

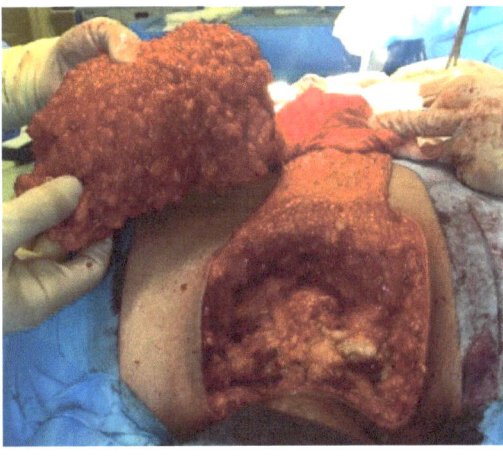

Figura 4. Colocación del paciente en decúbito prono y exéresis de acúmulo graso posterior previo colgajo con charnela inferior.

Tras esta cirugía presentó una necrosis cutánea de todo el colgajo posterior la cual se resolvió con curas ambulatorias y un colgajo libre llevado a cabo por el servicio de cirugía plástica (Figura 5 y 6). Salvo el compromiso vascular cutáneo de los colgajos cervicales que se resolvieron sin secuelas, el paciente no presenta ningún déficit de tipo vascular ni alteración nerviosa de pares craneales bajos. Únicamente presenta limitación funcional de las extremidades superiores y tórax debido a la progresión de la enfermedad. La anatomía patológica reveló lipomatosis (Figura 7). El paciente se encuentra estable y sin recidiva transcurrido un año de la última cirugía.

DISCUSIÓN

La EM se caracteriza por una deformidad estética significativa resultante del acúmulo de tejido adiposo simétrico de forma difusa en la región cervical, nuca, parte superior del tórax y la región proximal de las extremidades [4].

La etiología es desconocida aunque parece que está relacionado con la disfunción de un nucleótido de los adipocitos, al adenosínmonofosfato cíclico (AMPc), y la respuesta lipolítica defectuosa a las catecolaminas, teoría defendida por Enzi et al. El alcohol también parece ser un factor importante en la hiperplasia de adipocitos a través de prolipogénesis, en individuos genéticamente susceptibles. Otros estudios sugieren la presencia de herencia mitocondrial con mutaciones puntuales del DNA mitocondrial [3,7], trastornos metabólicos que afectan al metabolismo lipídico del citocromo P450 del hígado y metabolismo de carbohidratos y consumo de esteroides [4]. Otros autores los consideran neoplasias cuyo origen sería adipocitos de grasa parda [8]. Se distinguen dos subtipos de EM; el tipo I se presenta en varones con un índice de masa corporal (IMC) normal o bajo y acumulaciones de tejido graso en cuello y hombros. Estos casos parecen estar más relacionados con antecedentes de enolismo y alteraciones metabólicas. La EM tipo

II es similar en ambos sexos con una distribución de grasa difusa e IMC más alto, similar a la obesidad simple. En ambos casos respetan antebrazos y piernas [1,7].

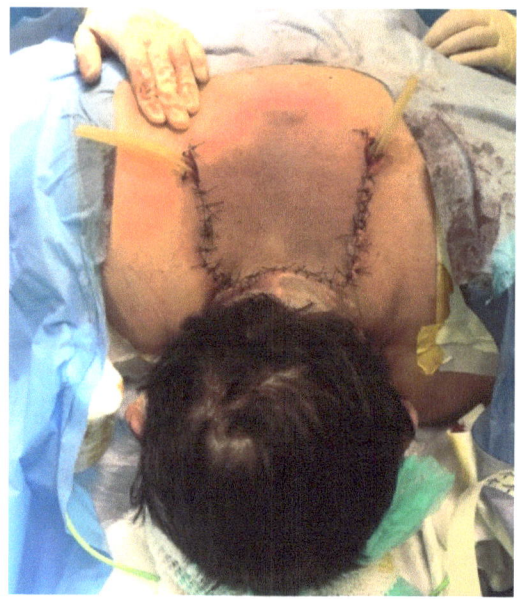

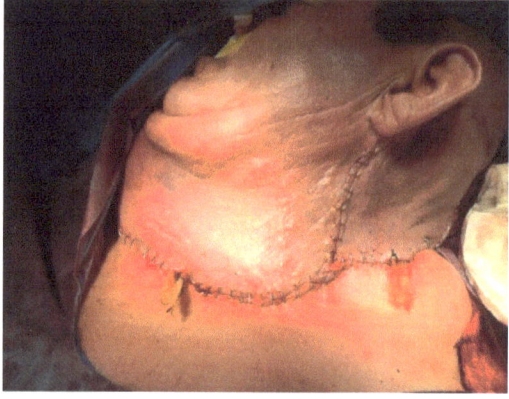

Figura 5. Imágenes de nuca y región cervical derecha tras exéresis de formaciones lipomatosas.

Desde el punto de vista clínico encontramos un depósito de grasa simétrico en distintos niveles y recuerda en la zona parotídea a las «mejillas de hámster», a nivel cervical «collar de caballo» o en la nuca «joroba de búfalo». En algunas situaciones pueden limitar la movilidad de cuello y brazos e incluso llegar a producir disnea, disfagia o compresión mediastínica llegando a implicar a la vena cava o la tráquea [1,5,7]. En este caso únicamente presentaba una gran deformidad estética y graves secuelas funcionales derivadas de la alteración de la motilidad. Los depósitos de grasa, una vez presentes, no desaparecen espontáneamente y la enfermedad suele ser progresiva a lo largo de un periodo de años.

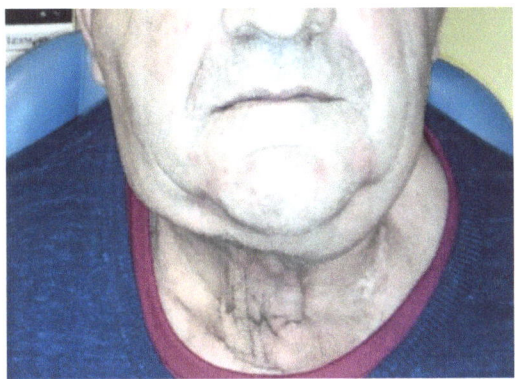

Figura 6. Imagen cervical tras meses de la última cirugía con resultado estético satisfactorio.

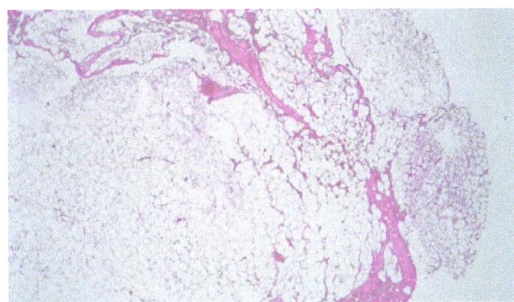

Figura 7. Tejido adiposo predominantemente maduro con septos fibrosos (40xHE).

Existe una asociación con anemia macrocítica y alteraciones hepáticas (60%), síndrome metabólico (40%), enfermedad pulmonar obstructiva crónica (23%) e hipotiroidismo (10%). En un 80-90% de los pacientes se observa una neuropatía periférica desmielinizante [7]. Al parecer presentan una mayor suceptibilidad para desarrollar carcinomas epidermoides en cabeza y cuello en pacientes fumadores y bebedores [9]. El riesgo de degeneración maligna a liposarcoma es excepcional.

El diagnóstico es a través de la historia clínica y el examen físico. Las pruebas complementarias como la tomografía computarizada (TC), resonancia magnética (RM) o las pruebas de laboratorio son útiles de cara al diagnóstico diferencial, extensión de la enfermedad y para planificar un tratamiento. En la TC se observa una proliferación homogénea de tejido graso no encapsulado de bajo valor de atenuación y en la RM se observa una hiperintensidad de la señal tanto en secuencias potenciadas en T1 y T2 [2,3].

El diagnóstico diferencial incluye entidades como la lipomatosis familiar múltiple, angiolipomas, liposarcomas, enfermedad de Cushing, lipoblastomas, neurofibromatosis, distrofias musculares, síndromes linfoproliferativos [2,3].

El tratamiento en la mayoría de los casos es conservador. Se reserva el tratamiento quirúrgico en aquellos casos con limitaciones importantes o alteraciones estéticas severas [2]. La cirugía es la primera línea de tratamiento, se ha descrito la lipectomía o liposucción con muy buenos resultados aunque el riesgo principal es la recidiva por la dificultad de exéresis completa del tumor al carecer de cápsula [3, 4]. En todos los casos está indicado cambios en el estilo de vida y medidas higiénico-dietéticas (abstinencia alcohólica y dieta adecuada). Hay que reseñar la enorme dificultad que supone en estos pacientes llevar a cabo una traqueotomía de urgencia en situaciones de compromiso respiratorio debido al aumento de volumen adiposo cervical. Otro tratamiento descrito es la inyección de sustancias lipolíticas en el tejido celular subcutáneo con el objetivo de reducir la lipomatosis destruyendo la pared celular [4]. Todavía no se ha demostrado la efectividad de ningún tratamiento farmacológico, algunos autores recomiendan el uso de B2-agonistas, no obstante la excisión quirúrgica continúa siendo el tratamiento más efectivo [10].

CONCLUSIONES

La EM se caracteriza por el acúmulo de tejido adiposo en la región cervical, mitad superior del tórax y región proximal de extremidades respetando antebrazos y piernas. La etiología es desconocida, no obstante hay varias teorías alguna relacionada con la herencia mitocondrial y en más de un 90% de los casos se relaciona con el alcoholismo. Ha llegado a relacionarse con enfermedades metabólicas y alteraciones hepáticas. La sintomatología principal es la deformidad estética simétrica llamativa llegando en algunas situaciones a impotencias funcionales que hace difícil la vida cotidiana. El tratamiento en la mayoría de los casos es observador salvo en situaciones severas donde la lipectomía o liposucción es el tratamiento electivo.

BIBLIOGRAFÍA

1. Landínez GA, Alarcos EV, Millás T, Morais D. Lipoma laríngeo asociado a enfermedad de Madelung: a propósito de un caso. Acta Otorrinolaringol Esp. 2012; 63:311-3.

2. Jiménez F, Morales JM, Corzón T. Enfermedad de Madelung. Acta Otorrinolaringol Esp.2013; 64:166-7.

3. Ikumi I, Ikuo H, Nakamoto TS, Baccan FS, Raposo LS. Multiple symmetrical lipomatosis. Braz J Otorhinolaryngol. 2014;80:90-91.

4. Andou E, Komoto M, Hasegawa T, Mizuno H, Hayashi A. Surgical excision of madelung disease using bilateral cervical lymphonode dissection technique. Its effect and the influence of previus injection lipolysis. Plast Reconstr Surg Glob Open. 2015;3:375.

5. Figueroa LA, Santiago M, González E, González A, Cáceres W, Padilla M et al. Bilateral large palpable cervical masses: not always a malignant or infectious process. Bol Asoc Med P R. 2014;106: 42-5.

6. Wollina U, Heining B. Madelung's disease. Case series and treatment by tumescent liposuction or lipectomy. Open Access Maced J Med Sci. 2017;5: 427-31.

7. Garín M, De Grado M, Argueta L. Enfermedad de Madelung. Semergen. 2012;38:211-3.

8. Segura R, Morales JM, Blanco A, Blanco A. Enfermedad de Madelung. A propósito de 6 casos. Rev Tamé 2014;3:218-22.

9. Parmar SC, Blackburn C. Madelung's disease: an uncommon disorder of unknown aetiology?. Br J Oral Maxillofac Surg. 1996;34:467-70.

10. Gabriel YA, Chew DKW, Wedderburn RV. Multiple symmetrical lipomatosis (Madelung's disease). Surgery. 2001;117-8.

eISSN 2444-7986
DOI: https://doi.org/10.14201/orl.18055

CASO CLÍNICO

SÍNDROME DE HAMMAN: NEUMOMEDIASTINO ESPONTÁNEO QUE DEBUTA COMO ENFISEMA CERVICOTORÁCICO MASIVO. DESCRIPCIÓN DE UN CASO

Hamman's Syndrome: spontaneus pneumomediastinum presenting as cervicothoracic massive emphysema. A case report

Fernando GARCÍA-CURDI[1]; Mariano Andrés LÓPEZ-VÁZQUEZ[1]; Yolanda LOIS-ORTEGA[1]; Rocío EZPELETA-BADENAS[2]; Jessica LÓPEZ-BUIL[1]; Guillermo GIL-GRASA[1]; Pablo VELA-GAJÓN[1]; Héctor VALLÉS-VARELA[1]

Hospital Clínico Universitario Lozano Blesa. 1Servicio de Otorrinolaringología. 2Unidad de Enfermería del Bloque Quirúrgico Zaragoza. España.

Correspondencia: fgcurdi@gmail.com

Fecha de recepción: 19 de marzo de 2018
Fecha de aceptación: 30 de marzo de 2018
Fecha de publicación: 2 de abril de 2018
Fecha de publicación del fascículo: 1 de junio de 2019

RESUMEN: Introducción: El neumomediastino espontáneo (NME) consiste en la presencia de aire en el mediastino sin una causa conocida. El principal síntoma del NME es el dolor torácico, que se acompaña de un enfisema cervical en el 70% de los casos. Descripción: Presentamos el caso clínico de un paciente que acude a nuestro centro con clínica de disnea de reposo de varias horas de evolución, así como un enfisema cervicotorácico masivo. Al realizar pruebas de imagen se visualiza la presencia de aire en el mediastino. A pesar de ser tratado de manera precoz, días después falleció. Conclusiones: El NME es una enfermedad de evolución generalmente benigna, de difícil diagnóstico y que, por tanto, debe incluirse en el diagnóstico diferencial de aquellos pacientes que sufren dolor torácico asociado a disnea. Por lo general, se requiere un tratamiento conservador con observación y seguimiento, aunque en ocasiones pueden surgir complicaciones graves.

SÍNDROME DE HAMMAN: NEUMOMEDIASTINO ESPONTÁNEO QUE DEBUTA
COMO ENFISEMA CERVICOTORÁCICO MASIVO. DESCRIPCIÓN DE UN CASO
GARCÍA-CURDI F ET AL

PALABRAS CLAVE: Síndrome de Hamman; neumomediastino espontáneo.

SUMMARY: Introduction: Spontaneous pneumomediastinum (NME) consists of the presence of air in the mediastinum without a known cause. The main symptom of NME is chest pain, which is accompanied by cervical emphysema in 70% of cases. Case description: We present the clinical case of a patient who comes to our center with dyspnea at rest for several hours, as well as massive cervicothoracic emphysema. When carrying out image tests, the presence of air in the mediastinum is visualized. Despite being treated early, days later he dies. Conclusions: The NME is a disease of generally benign evolution, difficult to diagnose and that, therefore, should be included in the differential diagnosis of those patients who suffer chest pain associated with dyspnea. In general, conservative treatment with observation and follow-up is required, although serious complications can sometimes arise.

KEYWORDS: Hamman's Syndrome; spontaneous pneumomediastinum.

INTRODUCCIÓN

El síndrome de Hamman o neumomediastino espontáneo (NME) fue descrito por Louis Hamman en 1939 como «enfisema mediastínico espontáneo» [1]. Corresponde a la presencia de aire libre en el mediastino sin relación con un traumatismo torácico, procedimientos traqueobronquiales o esofágicos, ventilación mecánica, cateterización cardiaca ni cirugía torácica [2]. Ante el aumento de la presión intratorácica –como ocurre al realizar una maniobra de Valsalva–, puede producirse una rotura alveolar y diseminación de aire hacia el espacio intersticial y el mediastino (Efecto Macklin) [3]. La incidencia es aproximadamente de 1/25.000, suele afectar a pacientes con edades comprendidas entre los 5 y 35 años, y predominantemente al sexo masculino respecto al femenino con una relación 4:1. La incidencia puede ser algo mayor, ya que algunos pacientes son diagnosticados erróneamente de ansiedad o dolor muscular. Las manifestaciones clínicas más frecuentes son dolor torácico, disnea y enfisema subcutáneo [2].

DESCRIPCIÓN

Presentamos el caso de un paciente varón de 81 años que acudió al servicio de urgencias de nuestro hospital por disnea de reposo de 10 horas de evolución. Como antecedentes personales cabe destacar una alveolitis alérgica extrínseca y una enfermedad pulmonar obstructiva crónica de 4 años de evolución, lo que le generaba una insuficiencia respiratoria crónica. El paciente se encontraba consciente, orientado y con una saturación de O_2 al 93% a pesar de recibir oxigenoterapia a través de gafas nasales. En la exploración otorrinolaringológica se observó un enfisema subcutáneo cervicotorácico masivo, que se extendía desde región maxilar y occipital hasta región pectoral y escapular. Ante este hallazgo se realizó una rinofibrolaringoscopia que resultó anodina. Se interrogó al paciente acerca de si había recibido algún traumatismo o si realizaba esfuerzos por tos en los últimos días, hechos que negó.

Se solicitó una tomografía computarizada (TC) cervicotorácica de urgencia, en el que se visualizó un extenso enfisema subcutáneo que disecaba todos los planos musculares del cuello y tórax, asociado a un neumomediastino severo sin observarse colecciones asociadas. No se observaron neumotórax, fracturas costales ni derrame pleural. No se apreciaron soluciones de continuidad en tráquea o esófago. Mostraba extensas áreas de fibrosis pulmonar ya conocida (Figura 1). Ante el diagnóstico de neumomediastino de causa espontánea, asociado a enfisema cervical subcutáneo fue valorado por el cirujano torácico de guardia quien consideró que no requería ninguna actuación de urgencia, por lo que ingresó en el servicio de cuidados intensivos para vigilar evolución.

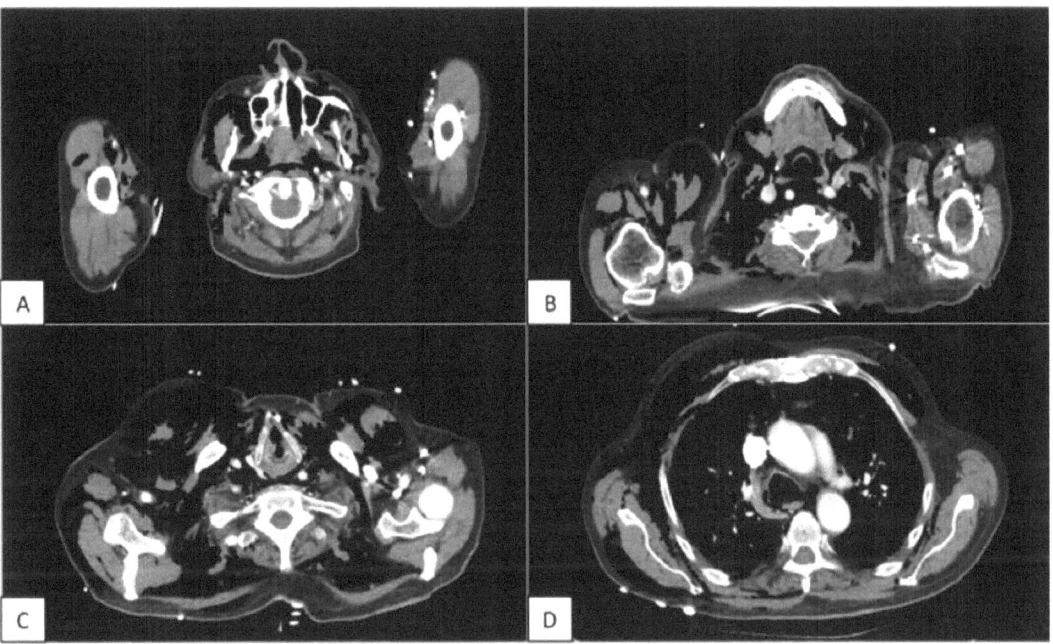

Figura 1. TC cervicotorácica que muestra extenso enfisema cervical en región maxilar (A), en zona retrofaríngea (B) y en región prelaríngea (C). Se puede apreciar presencia de aire en mediastino (D).

Horas más tarde, tras estabilización del proceso, fue trasladado a la planta de neumología, donde en los días posteriores sufrió un empeoramiento de su insuficiencia respiratoria crónica con decaimiento del estado general, que progresó hasta el *exitus*.

DISCUSIÓN

El neumomediastino o la presencia de aire en el mediastino fue descrito por primera vez por Laennec en 1819, en relación con traumatismos torácicos. No obstante, en la literatura médica se encuentra un caso de enfisema subcutáneo posparto descrito por Simmons en 1783, probablemente el primer caso de NME del que se tenga conocimiento. No fue hasta 1939 cuando Louis Hamman informa los primeros casos de enfisema subcutáneo asociado a neumomediastino, fecha desde la que se acuña el término síndrome de Hamman [2]. En 1944 Macklin y Macklin describieron el proceso fisiopatológico en el que la rotura alveolar es la responsable del neumomediastino (efecto Macklin) [4]. Con la rotura de los alveolos se produce la disección de las vainas broncovasculares y se produce una diseminación del enfisema intersticial hacia el mediastino. El efecto Macklin se origina generalmente a partir de un traumatismo torácico, aunque en ocasiones puede ocurrir de manera espontánea, dando lugar a un NME [5]. Finalmente, el aire puede extenderse hacia los tejidos subcutáneos de la pared torácica y del cuello, siguiendo los planos fasciales, originando un enfisema subcutáneo [6, 7]. El principal síntoma del NME es el dolor torácico. Es acompañado en el 70% de los casos de un enfisema cervical, y otros síntomas como disnea, fiebre, disfagia o rinolalia [3]. El NME es un proceso de evolución generalmente benigna, y que suele no diagnosticarse acertadamente cuando se presenta. Para el diagnóstico suele ser suficiente la radiografía de tórax, sin embargo, es necesario solicitar una TC si existen dudas diagnósticas. Se pueden realizar una broncoscopia y una esofagoscopia para descartar patología subyacente [3, 8].

Por lo general el tratamiento del NME, después de excluir cualquier causa grave, es conservador, combinando oxigenoterapia con tratamiento analgésico. En caso de sospecha de mediastinitis, se debe instaurar un tratamiento antibiótico intravenoso de manera urgente [2].

En casos en los que exista compresión de grandes vasos o de la tráquea, puede ser necesaria una videotoracoscopia o una toracotomía. Cuando exista un enfisema subcutáneo puede ser necesaria la incisión en la piel o incluso la inserción de un drenaje subcutáneo.

CONCLUSIONES

El neumomediastino debe ser tenido en cuenta en el diagnóstico diferencial de aquellos pacientes que sufren dolor torácico asociado a disnea. Por lo general, se requiere un tratamiento conservador con observación y seguimiento, aunque en ocasiones pueden surgir complicaciones graves que requieran una intervención urgente, incluso producir la muerte como en el caso de nuestro paciente.

Consideramos interesante la publicación de este caso clínico de NME, que debuta con dolor torácico, disnea y enfisema cervical subcutáneo sin un origen traumático, debido a lo llamativas que son las imágenes al diagnóstico.

BIBLIOGRAFÍA

1. Hamman L. Spontaneous mediastinal emphysema. Bull Johns Hopkins Hospital 1939; 64: 1-21.
2. Álvarez C, Jadue A, Rojas F, Cerda C, Ramírez M, Cornejo C. Neumomediastino espontáneo (síndrome de Hamman): Una enfermedad benigna mal diagnosticada. Rev Méd Chile 2009;137:1045-50.
3. Grapatsas K, Tsilogianni Z, Leivaditis V, Kotoulas S, Kotoulas C, Koletsis E et al. Hamman's syndrome (spontaneous pneumomediastinum presenting as subcutaneous emphysema): A rare case of the emergency department and review of the literature. Respir Med Case Rep. 2017;23:63-5.
4. Macklin MT, Macklin CC. Malignant interstitial emphysema of the lungs and mediastinum as an important occult complication in many respiratory diseases and other conditions: an interpretation of the clinical literature in the light of laboratory experiment. Medicine. 1944;23:281–358.
5. Martín-Menjívar E, Vázquez Minero JC, Ferrero Balado E, Domíngez A. Efecto Macklin como causa de neumomediastino posterior a contusión torácica. Reporte de un caso. Trauma. 2007;10:58-61.
6. Abad Royo JM, Batista Rocha L, Abad Domingo Cl, González Eizaguirre M, Alonso Alonso L, Pérez Sánchez P. Enfisema cervical masivo espontáneo. ORL Aragón 2014;17(2):9-10.
7. Artal R, Agrega B, Serrano E, Sebastián JM, Alfonso JI, Valles H. Enfisema cervical subcutáneo: Una complicación rara tras maniobra de higiene bucodental. ORL Aragón 2008;11(1):18-20.
8. Gerazounis M, Athanassiadi K, Kalantzi N, Moustardas M. Spontaneous pneumomediastinum: a rare benign entity. J Thorac Cardiovasc Surg 2003;126:774-6.

eISSN 2444-7986
DOI: https://doi.org/10.14201/orl.20367

CARTA AL DIRECTOR

IV JORNADA OTONEUROLÓGICA DE LA SOCIEDAD OTORRINOLARINGOLÓGICA DE CASTILLA Y LEÓN, CANTABRIA Y LA RIOJA (ESPAÑA). LOGROÑO, 16 DE MARZO, 2019

IV Otoneurological meeting of Otorhinolaringology Society of Castilla and León, Cantabria and La Rioja (Spain). Logroño, March 16, 2018

José Ignacio BENITO-OREJAS[1]; Ángel BATUECAS-CALETRÍO[2]

[1] *Hospital Clínico Universitario de Valladolid. Servicio de Otorrinolaringología. Valladolid. España.*
[2] *Hospital Universitario de Salamanca. Servicio de Otorrinolaringología. Salamanca. España.*

Correspondencia: jibenito@ono.com

Fecha de recepción: 30 de marzo de 2019
Fecha de aceptación: 30 de marzo de 2019
Fecha de publicación: 2 de abril de 2019
Fecha de publicación del fascículo: 1 de junio de 2019

Señor director,

Valió la pena el conjuro que hicimos a la suerte el pasado año, porque sus hados favorecieron este encuentro en Logroño, disfrutando de un día espléndido y de una magnífica jornada, que cumplió todas las expectativas, superando también con creces el número de asistentes previstos, que alcanzó los 41.

Por llegar con tiempo, algunos viajamos el día antes y pudimos reconocer la huella de la historia del castellano en el monasterio de San Millán de la Cogolla, compartiendo entrañables recuerdos con los hermanos Batuecas quienes nos los fueron descubriendo durante el recorrido.

Y a las 10 de la mañana del sábado 16 de marzo nos encontrábamos en la 4ª planta del Colegio de Médicos, donde el Dr. Fernando Salazar, maestro de ceremonias, nos esperaba con tiempo para organizar toda la infraestructura. Una agradable sala iluminada por un sol espléndido que a través de una amplia cristalera permitía contemplar el río

Ebro y más allá Navarra, gracias a la claridad de la mañana. Con puntualidad ocupamos todos los rincones, las sillas dispuestas en filas y los sofás que estaban contra las paredes, creando ese ambiente distendido que siempre hemos pretendido.

El Dr. Nicolás Pérez llegó el primero para comprobar el ordenador. El Dr. Salazar dio la bienvenida a los asistentes y aunque no pudo acompañarnos por razones personales, nos dejó todo organizado.

Iniciamos la Jornada, después de esas primeras palabras de acogida, con la entrañable presentación que el Dr. Batuecas hizo de su maestro el Dr. Nicolás Pérez, quien antes de empezar su charla y como le caracteriza, agradeció a todos y todo el haber sido invitado. Una espléndida conferencia sobre la «ACTUALIDAD DE LA OTONEUROLOGÍA», donde nos reconocía que, después de tanto tiempo de dedicación resultaba difícil definir con exactitud ese último paso que, por las paradojas de la ciencia, se confunde con otro dado hace tiempo. «Lo importante no son los medios técnicos, sino el conocimiento y los amigos», que te ayudan a encontrar la solución del problema. En su nueva andadura organizando la Clínica Universitaria de Madrid, nos contaba que pasó unos meses trabajando con unas simples gafas de Frenzel y que a su tercer paciente le diagnosticó de un síndrome de CANVAS. Con su saber y el escepticismo de los años, desveló alguna de las verdades a medias del diagnóstico y tratamiento de la enfermedad de Ménière y del reconocimiento de nuevas fronteras en las crisis de Tumarkin, con manifestaciones mucho más complejas e importantes, como la de ese dentista que, yendo por carretera a la consulta del pueblo, sufrió una brusca sensación de giro completo de su vehículo que le sacó de la carretera. Menos mal que, pudiéndose permitir un vehículo de alto standing, salió ileso y nos contó con detalle su experiencia… Y fiel al respeto por el tiempo concedido, el Profesor Nicolás Pérez nos volvió a dejar con la miel en los labios después de trasladarnos, como suele ser habitual en sus conferencias, a un universo distinto y lleno de sorpresas. Quizá, en esta preciosa mañana de marzo donde nacen precoces los brotes de la esparraguera, nuestro profesor quisiera transmitirnos una verdad que Ortega y Gasset resumía con estas palabras, «siempre que enseñes, enseña también a dudar de lo que enseñas».

Y siendo verdad que «lo que bien empieza, bien acaba», el resto de la jornada, continuó por los mejores derroteros. Cristina Cordero nos habló de los aspectos prácticos de la rehabilitación vestibular en una conferencia donde repasó las diferentes formas de tratamiento, instrumental y físico, demostrando su experiencia y el trabajo que llevan a cabo en la de la unidad de rehabilitación con que cuenta el Servicio de ORL del Hospital Universitario de Burgos, dotada de los mejores medios técnicos. Al hilo de su exposición y con el añadido de celebrar en Burgos la próxima Jornada, planteamos en conjunción con los Dres. Benito y Batuecas, la posibilidad de elaborar entre todos, una guía práctica que recoja los aspectos fundamentales de este conocimiento, donde como bien apuntó el Dr. Nicolás, deberían compartirse con expertos en esta materia del campo de la rehabilitación y la fisioterapia.

El pasado año el Dr. Batuecas nos propuso iniciar juntos un proyecto de investigación que buscara la influencia que el VPPB pudiera tener en las caídas de los ancianos. La Dra. Rocío González del Hospital Marqués de Valdecilla de Cantabria asumió con valentía el testigo, responsabilizándose de coordinar este proyecto que ahora empieza a dar sus primeros frutos. El máster que en esos momentos realizaba, le permitió encontrar las claves que ofrece la estadística para conseguir un protocolo bien elaborado, calculando junto a otras variables el número mínimo de pacientes patológicos y control, que permitiera obtener resultados fiables, arengándonos a la participación. Creo que es de ley reconocer el enorme esfuerzo que ha tenido que realizar, superando todos los inconvenientes de la Comisión de Ética de su Hospital, en relación a los posibles sesgos de las variables estudiadas y a la dificultad de obtener un modelo de consentimiento válido para todos los hospitales comprendidos en nuestra Sociedad de Castilla y León, Cantabria y La Rioja. Pero si es cierto que la constancia es la virtud por la que todas las cosas dan su fruto, la de Rocío ha alcanzado el principal objetivo y ahora nos toca a todos nosotros poder alcanzar la muestra necesaria para obtener conclusiones. Y ese es el gran reto, porque de ser capaces, lo podremos ser de otras muchas cosas que queramos emprender, donde por el número de hospitales y posibles colaboradores se facilitarían grandes empeños. De nosotros depende. Gracias Rocío por tu parte.

Y como colofón científico, un apartado de especial regusto para todos. Desde Logroño, Santander y Burgos, se presentaron 5 casos clínicos, que comentamos a continuación:

1. Sara Omedes Sancho del Hospital San Pedro de Logroño, presentó un caso de: «AFECTACIÓN VESTIBULAR CENTRAL SECUNDARIA A ESCLEROSIS MÚLTIPLE», con la colaboración de: Fernando Salazar Barcelona, Miriam Aranzazu Michelena Trecu, Laia Ramos Casademont, María Estrella Gómez Tomé y María Eugenia Marzo Sola. El vHIT del paciente dio lugar a una interesante discusión respecto a la importancia de detectar artefactos en los trazados. La aparente ganancia normal del reflejo vestíbulo-ocular hacia uno de los lados, era consecuencia de una sacada de refijación, tratándose en realidad de una falta de respuesta. En estos casos, en los que se plantee la duda, el Dr. Nicolás nos proponía la aplicación del protocolo SHIMP, que al invertir las sacadas permitiría descubrir que la falsa respuesta es provocada por una sacada.

2. Patricia Corriols Noval del Hospital Universitario Marqués de Valdecilla, de Cantabria, presentó un caso de: «DEGENERACIÓN CEREBELOSA SUBAGUDA», con la colaboración de: Natalia Castañeda Curto, Rocío González Aguado, Cinta Ricard Colome y

Andrea González Suárez. La degeneración cerebelosa subaguda era la manifestación de un síndrome paraneoplásico, ratificado por la presencia de anticuerpos antiCV2, secundario a un cáncer microcítico de pulmón, descubierto posteriormente a través de un PET. De nuevo el Dr. Nicolás nos habló de la importancia de aprender a leer en el nistagmo, la localización de la lesión, recordándonos que si recae en el flóculo se produce un nistagmo vertical inferior, siendo superior si la afectación es en la úvula o en el nódulo cerebeloso, asociando el de la úvula un vértigo posicional.

3. Eugenia López Simón del Hospital Universitario Marqués de Valdecilla, de Cantabria, presentó junto al Dr. Carmelo Morales Angulo un caso de: «NEURONITIS VESTIBULAR EN ADOLESCENTE CON PAQUIMENINGITIS HIPERTRÓFICA IDIOPÁTICA», enfermedad infrecuente y de origen generalmente desconocido, donde la fibrosis de la duramadre puede ocasionar un atrapamiento del VIII par. A la rareza de este proceso se suma la afectación vestibular sin hipoacusia, que resulta excepcional.

4. Aiara Viana Cora del Hospital Universitario Marqués de Valdecilla, de Cantabria, presentó un caso de: «SÍNDROME VESTIBULAR BILATERAL AGUDO» con la colaboración de: Nathalia Margarita Castillo Ledesma, Patricia Corriols Noval, Eugenia López Simón y Rocío González Aguado. Después de un proceso catarral, una mujer de edad media comienza con un conjunto de manifestaciones neurológicas generales, asociadas a inestabilidad, cuya exploración vestibular confirma que se trata de una arreflexia bilateral, diagnosticándose tras su estudio de Síndrome de Guillain Barré.

5. Y finalmente, María Isabel Calle Cabanillas del Hospital Universitario de Burgos, presentó un caso muy interesante de «COLESTEATOMA Y VÉRTIGO» en colaboración con: Cristina Cordero Civantos y Arturo Rivas Salas, donde

un paciente operado de colesteatoma hace 25 años, comienza a presentar crisis vertiginosas sin hipoacusia, con exploración vestibular aparentemente normal. La posibilidad de hidrops endolinfático retardado genera un interesante debate, donde el Dr. Nicolás nos expresa la relatividad de las clasificaciones que encorsetan unas formas clínicas cada vez más variadas y que seguramente conduzcan a cambiar estos arquetipos. Se hacía una mención concreta a la próxima Reunión de Bárány, que se celebrará en nuestro país, y donde posiblemente se muestre este cambio conceptual. Finalmente, se consigue paliar la sintomatología del paciente con una laberintectomía, a lo que el Dr. Batuecas opina, que antes de la cirugía ablativa, hubiera podido ser útil la aplicación de un protocolo de RMN que permitiera visualizar el hidrops.

El Dr. Nicolás apuntó finalmente que 4 de los 5 casos presentados eran neurológicos y habían sido presentados por otorrinos, lo que indica la importancia de poder contar con un neurólogo experto en patología vestibular.

Sobraron las estrictas recomendaciones de atenerse con precisión a los 7 minutos por cada exposición y la divertida claqueta señalando el último minuto, porque las 5 presentaciones se atuvieron al tiempo concedido, lo que desde aquí volvemos a agradecer a cada una de las participantes, porque mantener la variedad en el tiempo disponible, permite que las casi 4 horas de la mañana que dedicamos a esta jornada, resultaran amenas. Cada presentación se acompañaba de 3 preguntas de test con 4 respuestas múltiples cada una, que sirvieron para que los presentes pudieran verificar su grado de atención.

El Dr. Benito animó a que estos casos clínicos se vieran reflejados en *Revista ORL*, realizando una publicación de cada uno, según la normativa establecida, con la posibilidad de añadir posteriormente una revisión sistemática del tema orientada por el Dr. Pardal.

Y tras confirmar que la sede del próximo año sería Burgos y que la del 2021, Santander, entregamos al Dr. Nicolás con un fuerte aplauso nuestra tradicional figura de barro, en recuerdo a esta IV Jornada y en agradecimiento por su asistencia.

Y para colmar las expectativas, tras una foto de grupo, la Presidenta del Colegio de Médicos, la Dra. Inmaculada Martínez, también especialista en ORL, tuvo a bien invitarnos y sumarse con nosotros a una comida típicamente riojana en las dependencias del Colegio, donde no faltaron las patatas con chorizo, el vino de la tierra y el buen hacer de un servicio extraordinario de cocina. Tras compartir mesa y mantel, nos despedimos hasta el próximo encuentro en Burgos, que esperamos nos reciba de nuevo a todos y a muchos más, en el tercer sábado del próximo mes de marzo.

¡Ánimo, sólo queda un año!

www.ingramcontent.com/pod-product-compliance
Lightning Source LLC
Chambersburg PA
CBHW041314180526
45172CB00004B/1098